무병장수를 누리는
발 마사지와 골반정체법

육조영 교수의 생활스포츠마사지 ❺

무병장수를 누리는
발 마사지와 골반정체법

초판발행 2010년 12월 24일

지은이 육조영
펴낸이 최종숙
펴낸곳 글누림출판사

편집기획 이홍주
진 행 이태곤
책임편집 안혜진
편 집 임애정 오수경
마 케 팅 문택주

주 소 서울시 서초구 반포4동 577-25 문창빌딩 2층(137-807)
전 화 02-3409-2055(대표), 2058(영업), 2060(편집)
팩 스 02-3409-2059
전자메일 nurim3888@hanmail.net
홈페이지 www.geulnurim.co.kr
등록번호 제303-2005-000038호(2005. 10. 5)

값 16,000원
ISBN 978-89-6327-097-5-14510
ISBN 978-89-6327-056-2(세트)

＊이 책의 판권은 저작권자와 글누림출판사에 있습니다. 서면 동의 없는 무단 전재 및 복제를 금합니다.
＊잘못된 책은 바꿔드립니다.

ⓒ 글누림출판사, 2010. Printed in Seoul, Korea

육조영 교수의 생활스포츠마사지 ⑤

무병장수를 누리는
발 마사지와 골반정체법

육조영 지음

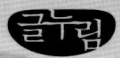

웰빙시대로 가는 건강한 삶

인간이 직립 보행을 하면서 신체에서 발과 골반이 차지하는 건강의 중요성은 매우 크다고 할 만하다. 그리스 속담에는 이러한 점을 암시라도 하듯이 "힘은 테티스(대지의 여신)로부터 온다."라는 표현이 있다.

발 마사지의 측면에서도 이 속담은 흥미롭다. 왜냐하면 대지를 디디고 생활하는 인간의 삶은 발로부터 시작된다고 말할 수 있기 때문이다. 발은 인체의 축소판이라고 할 만큼 신체의 기관이 압축된 지도처럼 펼쳐져 있다. 발 마사지의 중요성도 여기에서 시작된다.

육체의 피로가 가장 먼저 느껴지는 것도 발이다. 우리는 피곤해질 때 무심결에 발을 만지면서 피로를 풀고자 한다. 발을 주무르는 동작은 무의식적이지만 마사지의 관점에서는 대단히 중요한 행동이다. 양발을 붙여놓으면 발등은 인체의 정면이고 발바닥은 인체의 뒷면에 해당한다. 오장육부의 모든 기관이 상응점을 갖는 것이다. 발에서 시작된 인체의 피로가 발을 풀어주어야만 해소된다는 것은 역설이 아니라 근원임을 말해준다.

다음으로 골반의 중요성을 꼽을 수 있다. 골반은 신체의 모든 균형을 잡아주는 중심에 해당한다. 그다지 알려져 있지 않지만 골반이 비틀어진 상태는 신체의 모든 장부와 근골의 균형을 무너뜨리는 원인이 된다. 지상의 삶을 살아가는 인간의 모습을 상상할 때 두 발로 대지를 디디고 선 모습과 허리에 두 손을 짚고 자신만만해 하는 자세가 자연스레 떠오르는 것도 바로 이런 연유일 것이다.

이 책은 발 마사지와 골반 운동요법을 통해서 인체의 장부 균형, 근골 강화를 통한 건강한 삶을 지향하고 있다. 우리가 일상에서 누릴 수 있는 행복감이 신체의 건강에서 비롯된다는 것은 두말할 나위가 없다. 발에 대한 놀라운 효능을 이해함으로써 인체는 경혈과 경락, 근육과 골격으로 만들어진 하나의 우주라는 사실을 절감하게 된다.

1장에서는 발 마사지의 역사와 기본원리, 기법에 대한 기초지식을 담아 일반인도 쉽게 이해할 수 있도록 했다. 2장에서는 발 반사구에 대한 이해와 반사구 마사지 방법을 소개하였다. 발 반사구는 인체의 장부와 상응하는 발의 부위로서 이해를 돕기 위해 가능하면 상세하게 설명하고 이들 반사구를 효과적으로 마사지하여 인체의 치유효과를 얻을 수 있도록 기술했다. 3장에서는 발 부위에 모인 경락과 경혈을 이해하여 인체의 치유능력을 체험할 수 있게 했다. 4장에서는 발 마사지의 주요 기법을 좀더 상세하게 기술하여 증상별로 직접 마사지를 시술할 수 있게 했다. 5장에서는 인체의 균형을 잡아주는 골반운동을 통해서 질병을 예방하고 건강한 신체를 단련하는 방법을 소개했다.

　이 책을 통해서 독자 여러분들이 자신의 건강을 스스로 돌보는 계기를 마련하고 간편하고 실용적인 지식을 실천하여 건강하고 행복한 삶을 누릴 수 있게 되기를 바란다.

저자 육 조 영

목차

머리말 | 04

인체의 경혈 | 11

족부위치별 용어설명 | 26

Section 1 발 마사지의 기초지식
1. 발 마사지의 역사 | 40
2. 발 마사지의 원리 | 42
3. 발 마사지의 기본기법 | 46
4. 발 마사지 원칙 | 50

Section 2 발 반사구
1. 발 반사구 배열규칙 | 57
2. 발바닥 반사구 | 58
3. 발 내측 반사구 | 66
4. 발 바깥쪽 반사구 | 68
5. 발등 반사구 | 70
6. 발 마사지 순서 | 72

Section 3 발의 경락과 경혈
1. 족양명위경(足陽明胃經) | 76
2. 족소양담경(足少陽膽經) | 77
3. 족태양방광경(足太陽膀胱經) | 78
4. 족태음비경(足太陰脾經) | 80
5. 족궐음간경(足蕨陰肝經) | 81
6. 족소음신경(足少陰腎經) | 82
7. 경외기혈(經外奇穴) | 83

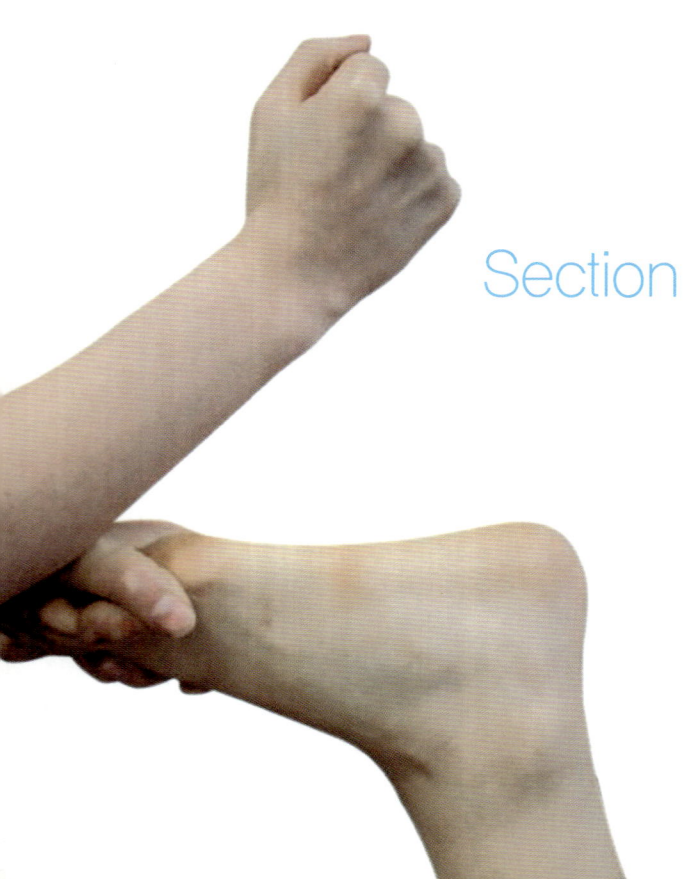

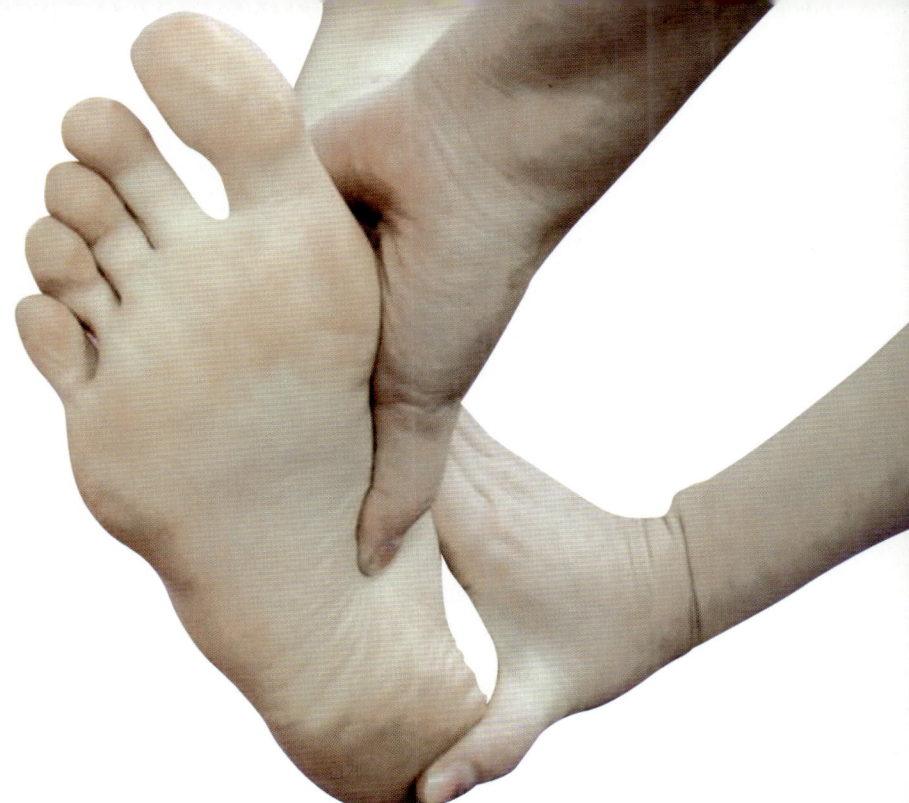

Section 4 발 마사지의 주요기법

1. 발바닥, 발등 경찰법 | 86
2. 신상선 압유념법 | 87
3. 신장 반사구 압박법 | 87
4. 수뇨관 반사구 마찰법 | 88
5. 방광 반사구 압박법 | 88
6. 복강신경종 반사구 압박법 | 89
7. 발바닥 지두, 수근 경찰법 | 89
8. 지단 압박법 | 90
9. 이지(二指) 압박법 | 91
10. 족지 회전 유념법 | 91
11. 발가락 신전법 | 92
12. 발가락 사이 압박 유념법 | 93
13. 발가락 회전법 | 93
14. 발가락 오지(五指) 압박법 | 94
15. 발가락 모지 압박법 | 94
16. 발가락 유념 신전법 | 95
17. 발바닥 마찰법 | 96
18. 발바닥 모지두 경찰법 | 97
19. 발바닥 모지두 신전 압박법 | 98
20. 발바닥 모지 압박법 | 99
21. 발바닥 수권 마찰법 | 100
22. 발바닥 모지 신전 압박법 | 100
23. 족근 압유념법 | 101
24. 주먹 회전 압박법 | 101
25. 발 꺾기 | 102
26. 횡궁(橫弓) 유념 마찰법 | 103
27. 발등 마찰법 | 104

28. 발등 압박법 | 105
29. 발등 모지 경찰법 | 106
30. 발 유념 회전법 | 107
31. 발목 견인법 | 107
32. 발목 좌우 회전법 | 108
33. 발목 신전법 | 109
34. 발목 회전법 | 109
35. 발바닥 공권 명타법 | 110
36. 발바닥 공권 박타법 | 111
37. 발등 박타법 | 111
38. 발등 경찰법 | 112
39. 종아리 유념법 | 113
40. 내외 슬개눈 압박 유념법 | 113
41. 족삼리 압박 유념법 | 114
42. 비장근 압박법 | 114
43. 해계(海溪) 점압법 | 115
44. 종아리 후측근 신전법 | 116
45. 비장근 수근 압박법 | 117
46. 슬개골, 종자근 절타법 | 117
47. 족삼리 절타법 | 118
48. 종아리 절타법 | 119
49. 경골근 경찰법 | 120
50. 하지 진동 신전법 | 121
51. 발바닥 수권, 수근 경찰법 | 122
52. 발바닥 첨지 압박법 | 123
53. 아킬레스건 유념법 | 124
54. 발바닥 수배 압심법 | 125
55. 발가락 신전법 | 125
56. 척지 관절 안압법 | 126
57. 팔꿈치 족심 점박법 | 127
58. 족근 수직 절타법 | 127
59. 발목 좌우 회전법 | 128
60. 아킬레스건 절타법 | 129
61. 주먹으로 종아리 주무르기 | 129
62. 비장근 회전 경찰법 | 130
63. 비장근 쓰다듬기 | 130
64. 아킬레스건 진동법 | 131
65. 종아리 마찰법 | 131
66. 발바닥 마찰법 | 132
67. 하지 수배 압박법 | 133
68. 비장근 절타법 | 133

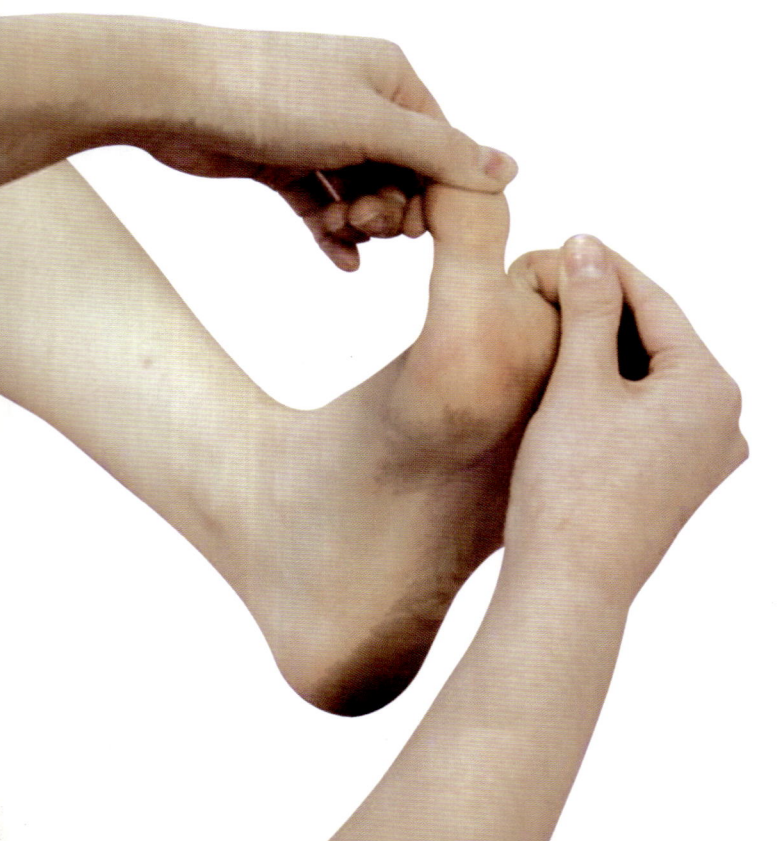

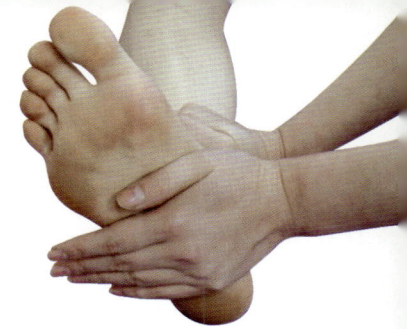

Section 5 골반 정체요법

1. 준비운동 1 | 136
2. 준비운동 2 | 138
3. 준비운동 3 | 140
4. 준비운동 4 | 141
5. 골반피로 해소요법 1 | 142
6. 골반피로 해소요법 2 | 143
7. 골반피로 해소요법 3 | 144
8. 골반 안정요법 | 145
9. 고관절과 엉덩이 균형요법 | 146
10. 고관절 회전요법 | 148
11. 골반 균형요법 | 149
12. 골반 신전요법 | 150
13. 무릎 관절 균형요법 | 151
14. 골반 강화요법 1 | 152
15. 골반 강화요법 2 | 153
16. 요통 해소요법 | 154
17. 허리 회전요법 | 155
18. 무릎 신전요법 | 156
19. 고관절 신진요법 | 157
20. 고관절 안정요법 | 158
21. 골반 정체요법 | 159
22. 골반, 대퇴 강화법 | 160
23. 고관절 복근 강화법 | 162
24. 무릎 정체요법 | 163
25. 골반 균형요법 | 164
26. 대퇴 강화요법 | 165
27. 골반 강화 신전요법 | 167
28. 골반 내외측 신전법 | 168
29. 골반 강화 신전법 | 170
30. 골반 하지 신전법 | 171
31. 골반 신전법 | 172
32. 요골 신전법 | 173
33. 체간 단련법 | 174
34. 골반근력 강화법 | 176
35. 고관절 강화 신전법 | 178
36. 골반 균형 안전법 | 179
37. 발목 이완요법 | 180
38. 복직근 강화요법 | 182
39. 골반 강화요법 | 183
40. 내전근 균형요법 | 185
41. 복사근 강화요법 | 186
42. 좌골 균형요법 | 188
43. 고관절 이완요법 | 190
44. 고관절 및 복근 강화요법 | 191
45. 골반, 복근 균형요법 | 194

참고문헌 | 196

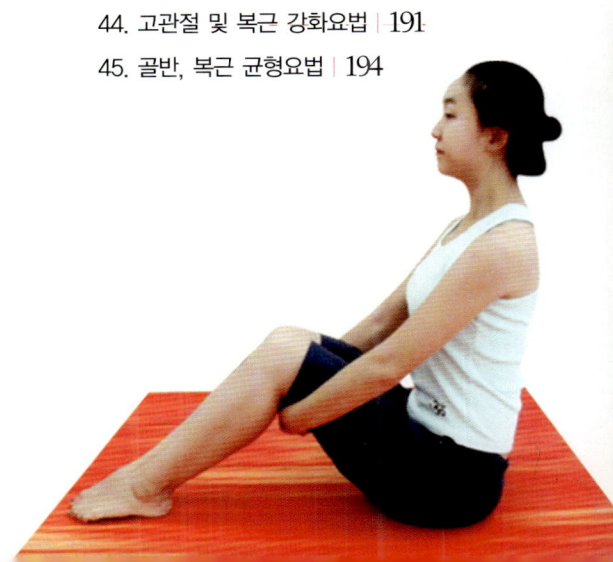

인체의 경혈(1)

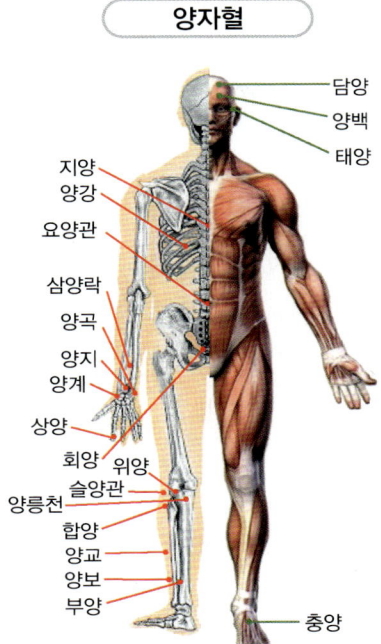

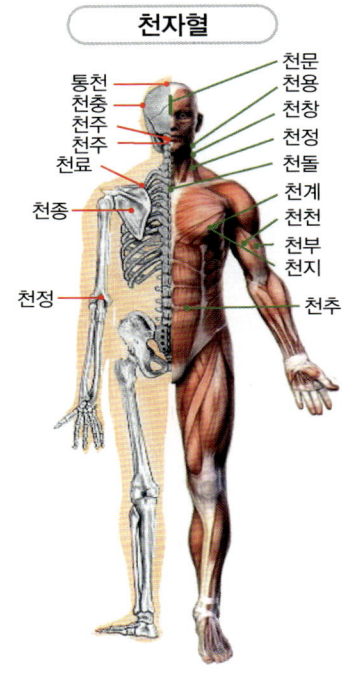

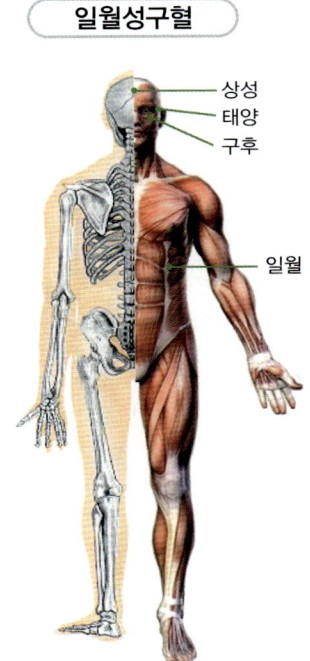

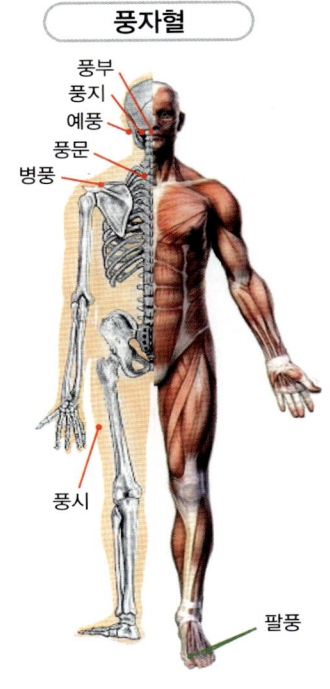

인체의 경혈(2)

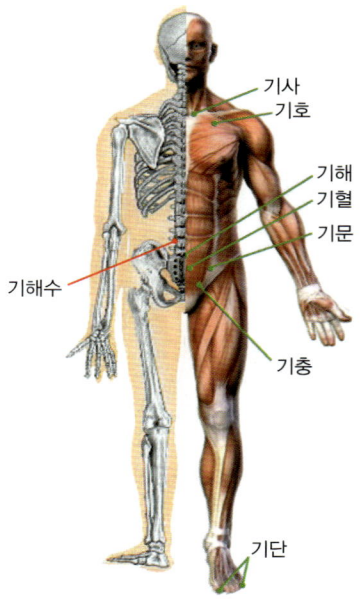

기자혈

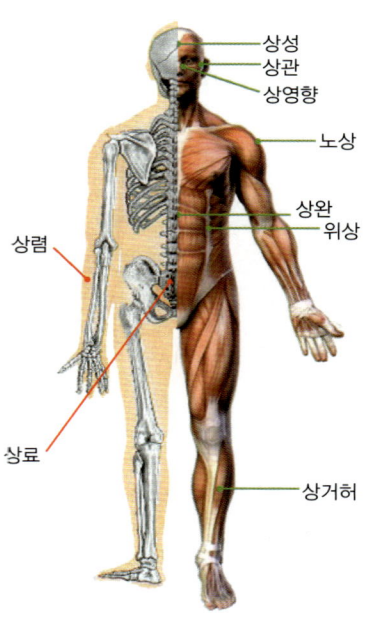

상자혈

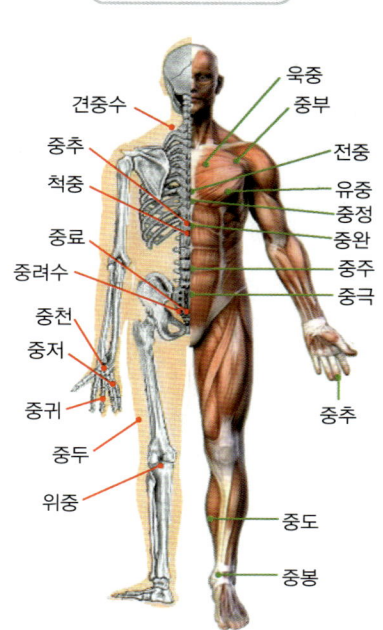

중자혈

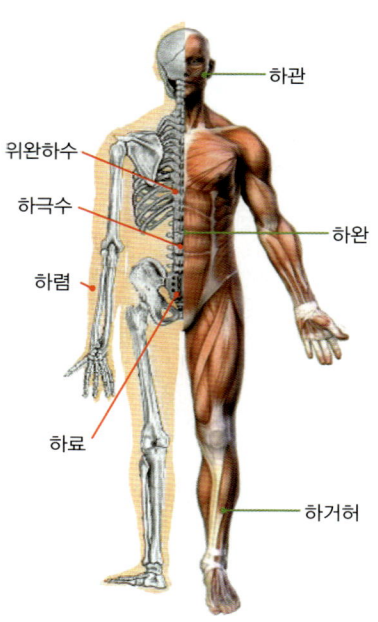

하자혈

인체의 경혈(3)

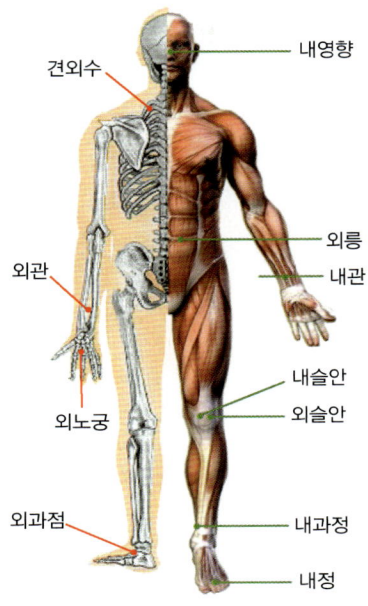

내, 외자혈

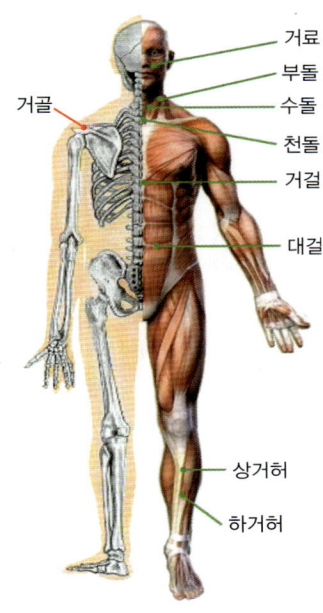

거, 돌자혈

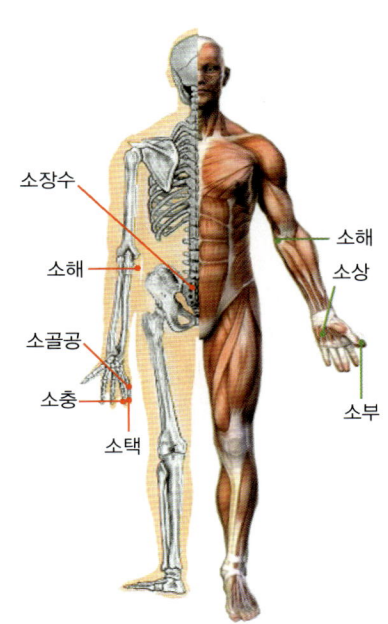

소, 소자혈

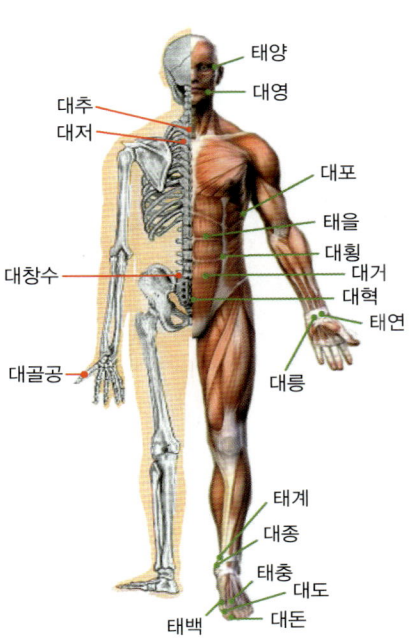

태, 대자혈

인체의 경혈(4)

음자혈

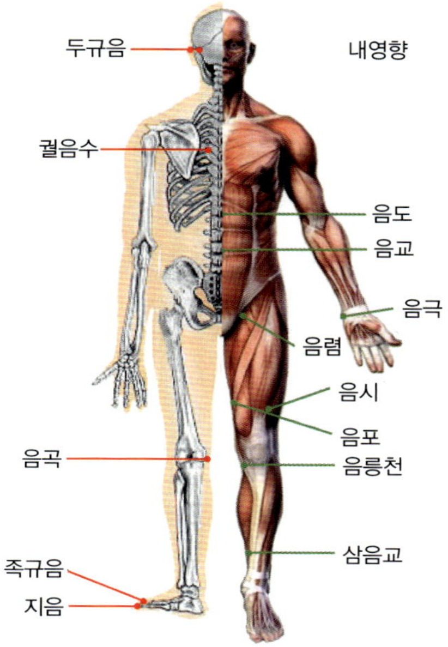

- 두규음
- 내영향
- 궐음수
- 음도
- 음교
- 음극
- 음렴
- 음시
- 음포
- 음릉천
- 음곡
- 삼음교
- 족규음
- 지음

지, 연자혈

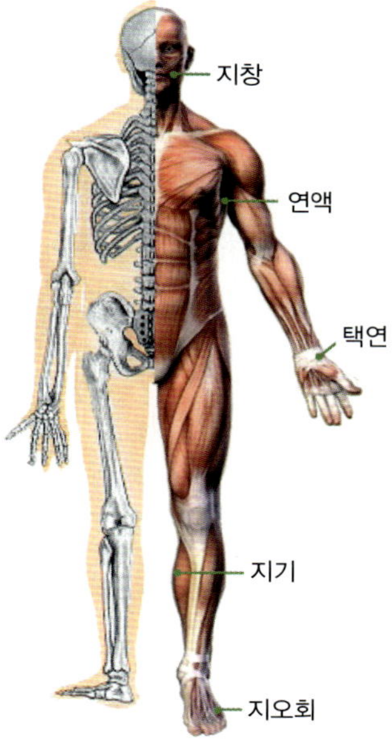

- 지창
- 연액
- 택연
- 지기
- 지오회

관자혈

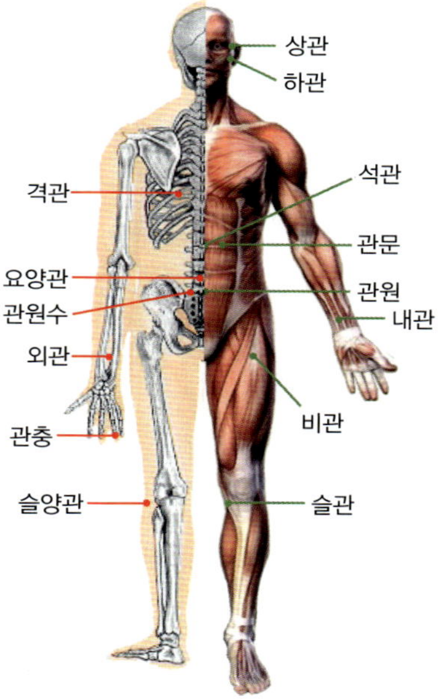

- 상관
- 하관
- 석관
- 격관
- 관문
- 요양관
- 관원
- 관원수
- 내관
- 외관
- 관충
- 비관
- 슬양관
- 슬관

천자혈

- 렴천
- 극천
- 천천
- 중천
- 곡천
- 음릉천
- 양릉천
- 용천
- 태백

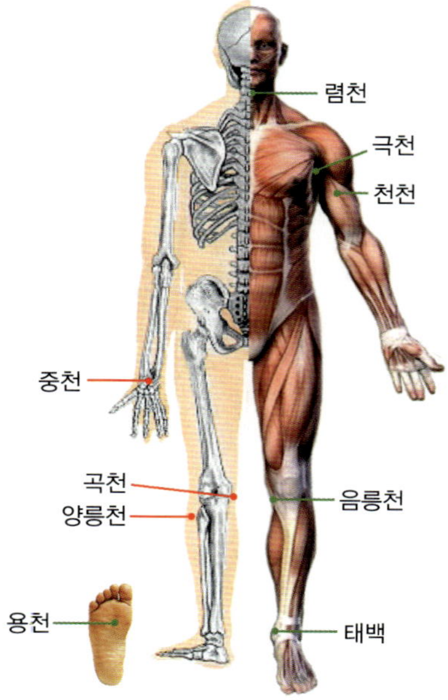

인체의 경혈(5)

지, 택자혈

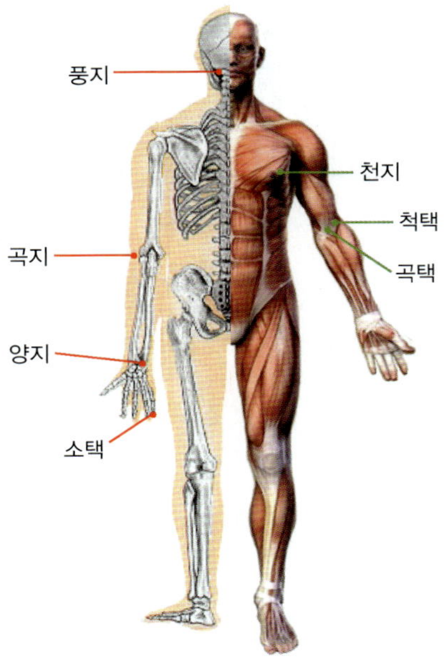

- 풍지
- 천지
- 척택
- 곡지
- 곡택
- 양지
- 소택

수, 계자혈

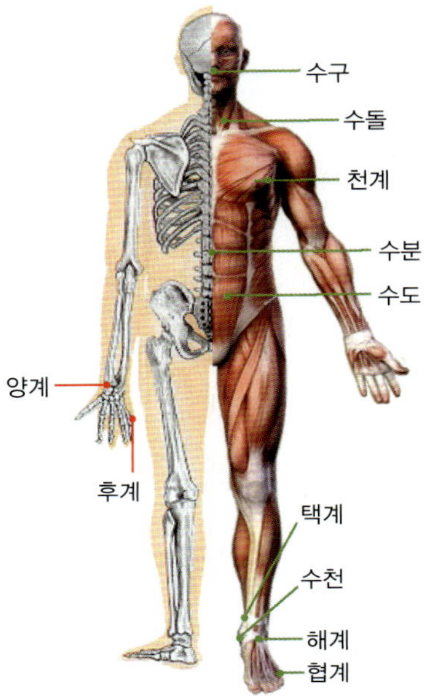

- 수구
- 수돌
- 천계
- 수분
- 수도
- 양계
- 후계
- 택계
- 수천
- 해계
- 협계

교, 도자혈

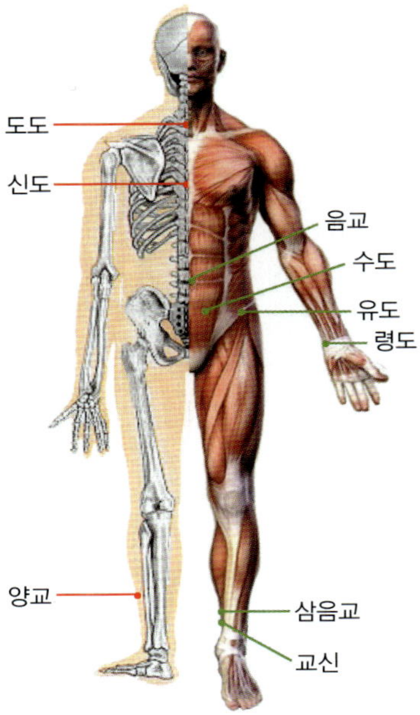

- 도도
- 신도
- 음교
- 수도
- 유도
- 령도
- 양교
- 삼음교
- 교신

중자혈

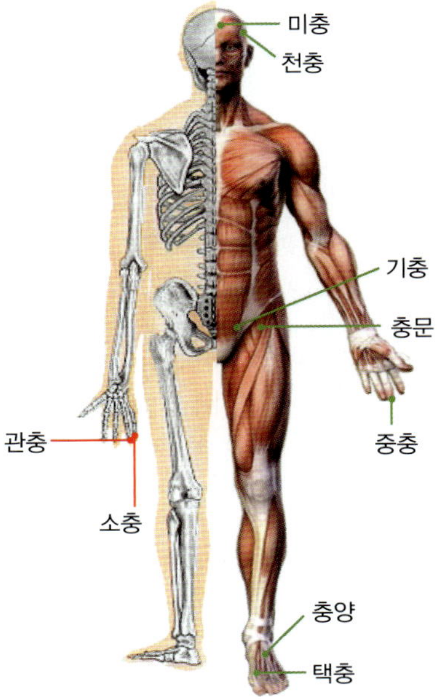

- 미충
- 천충
- 기충
- 충문
- 관충
- 중충
- 소충
- 충양
- 택충

인체의 경혈(6)

구, 릉자혈

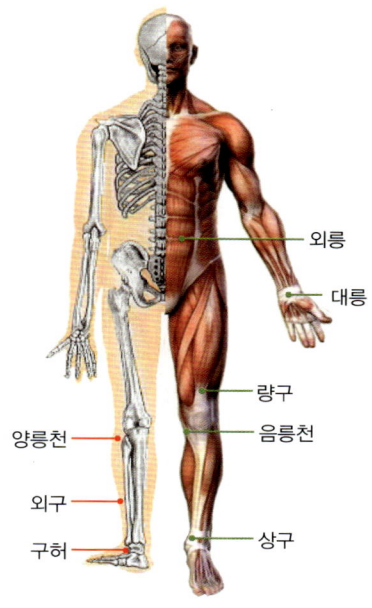

곡자혈

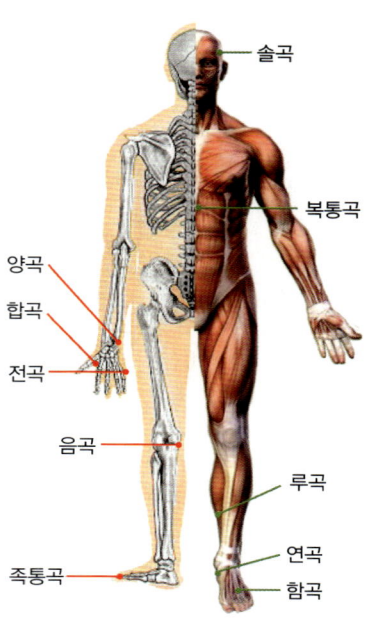

동물자혈

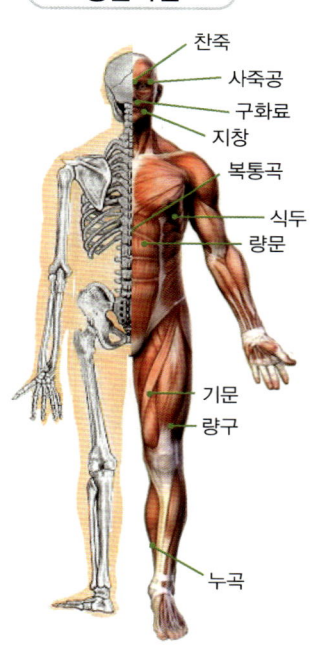

문자혈

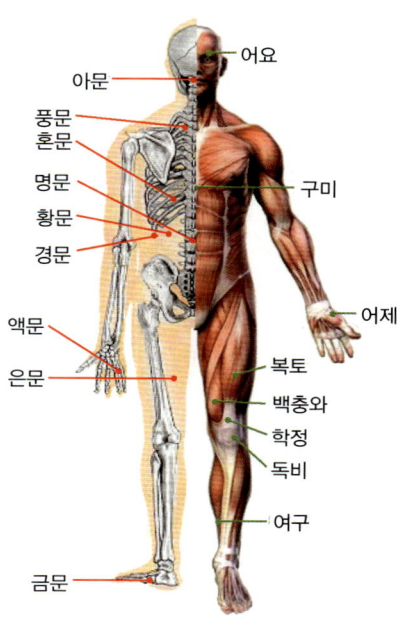

인체의 경혈(7)

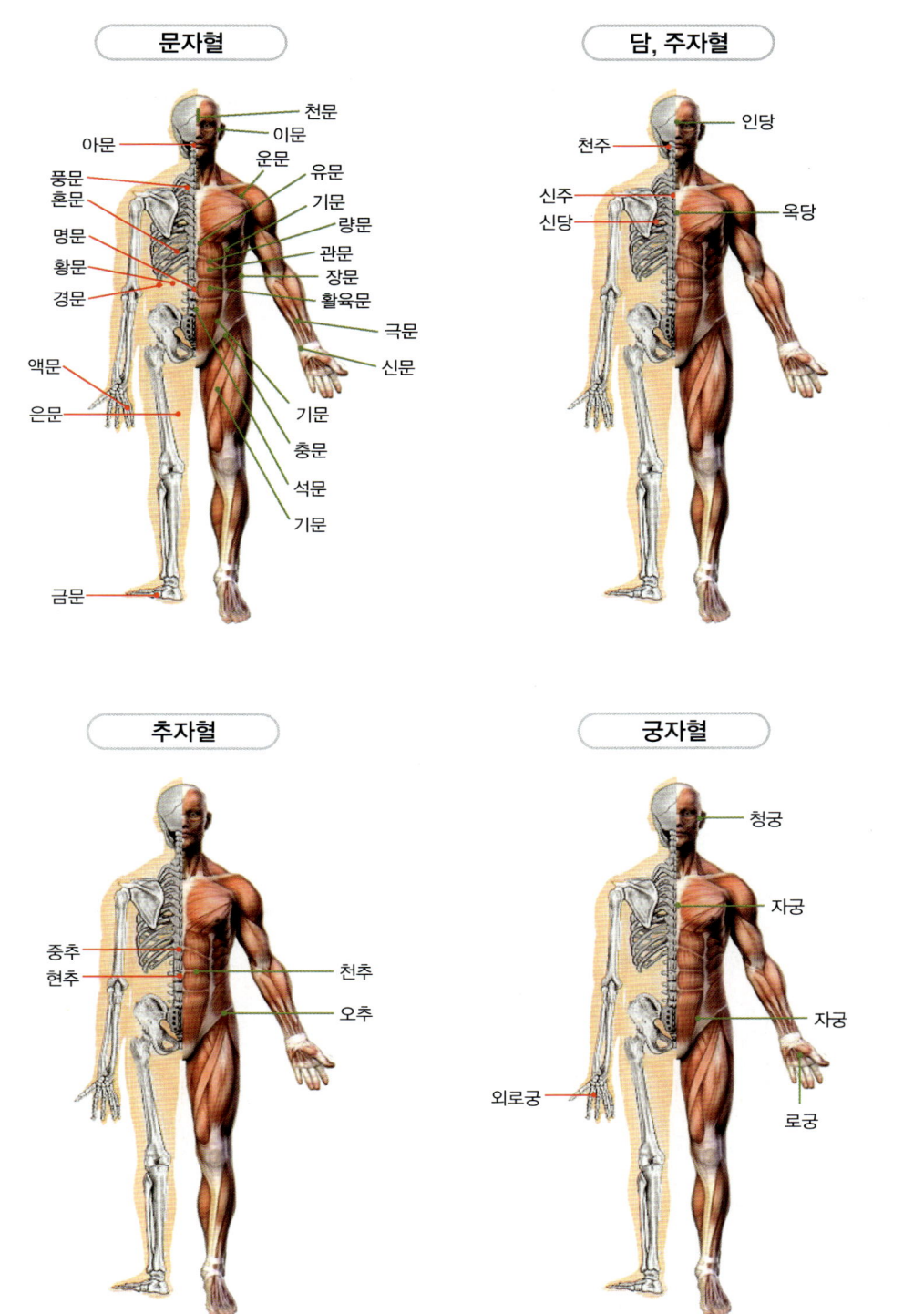

인체의 경혈(8)

부자혈

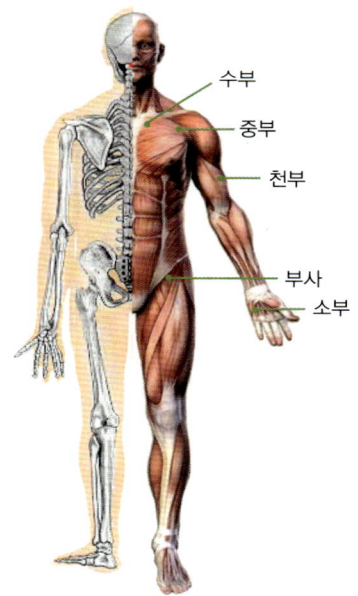

곡자혈

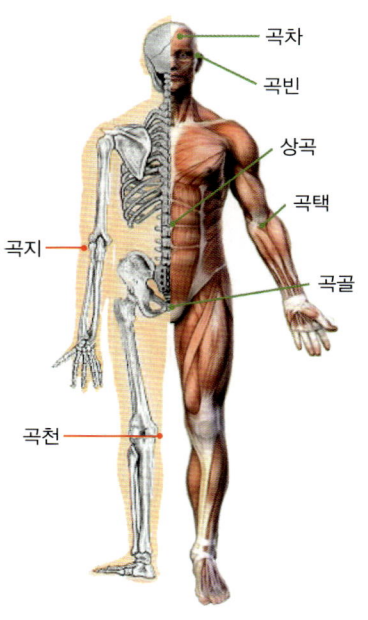

승자혈

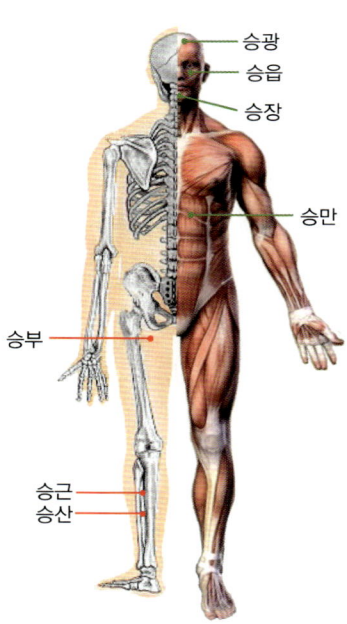

현자혈

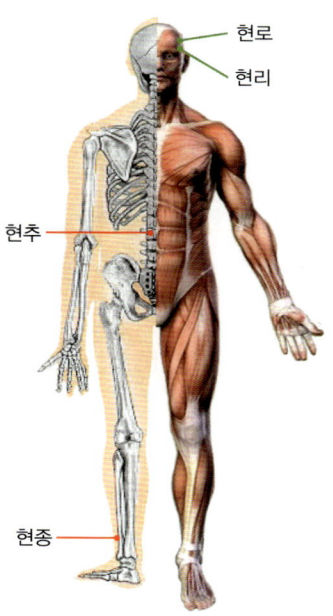

인체의 경혈(9)

정자혈

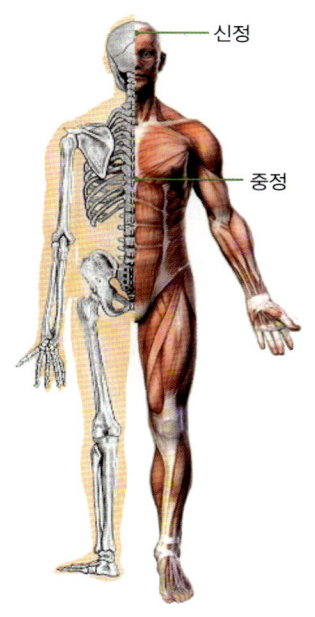

- 신정
- 중정

간자혈

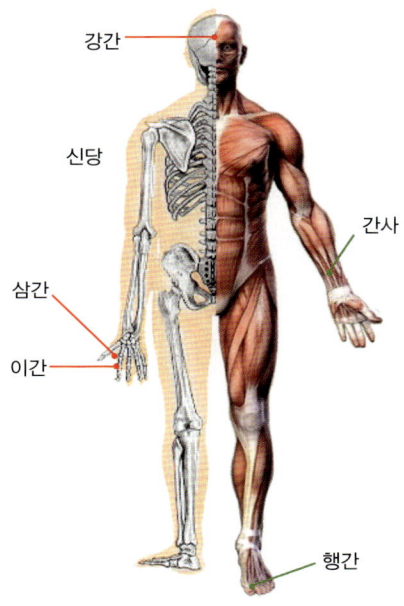

- 강간
- 신당
- 간사
- 삼간
- 이간
- 행간

궐자혈

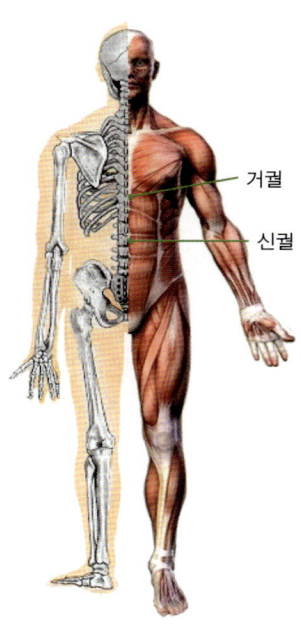

- 거궐
- 신궐

정, 창자혈

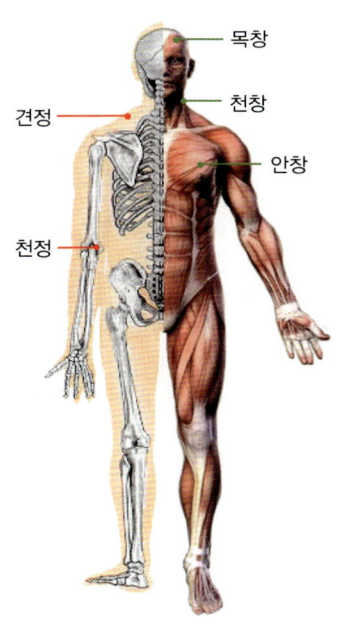

- 목창
- 천창
- 견정
- 안창
- 천정

인체의 경혈(10)

회자혈
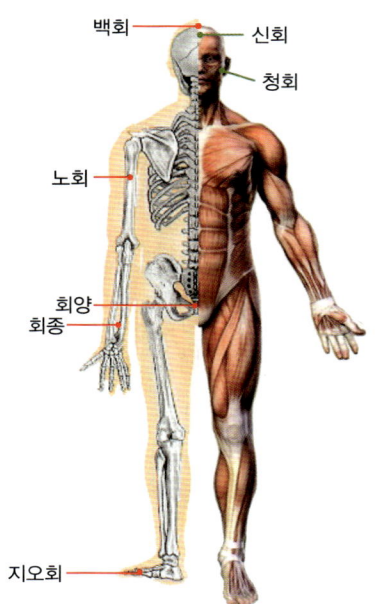

견, 요자혈
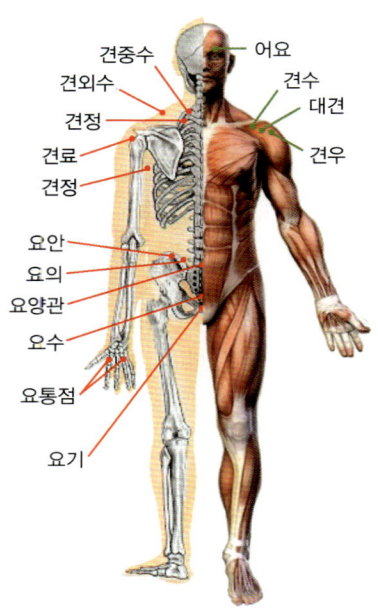

읍, 영자혈
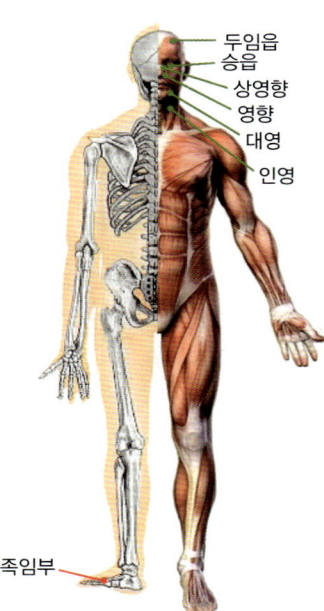

맥자혈
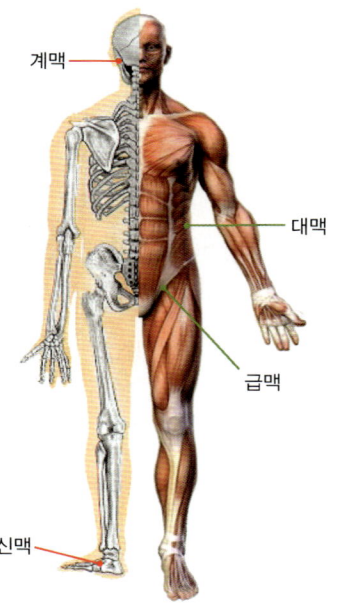

인체의 경혈(11)

령자혈

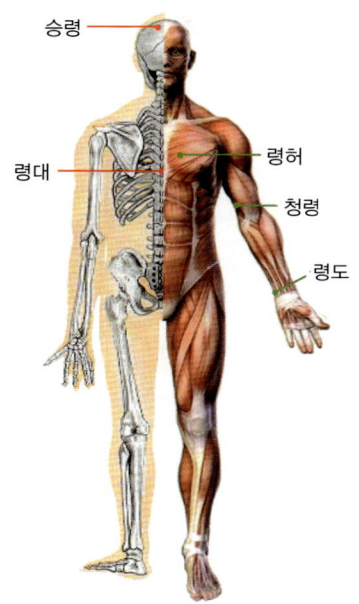

상, 석자혈

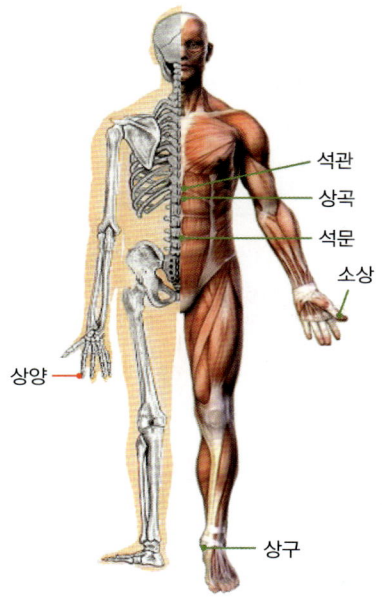

백자혈

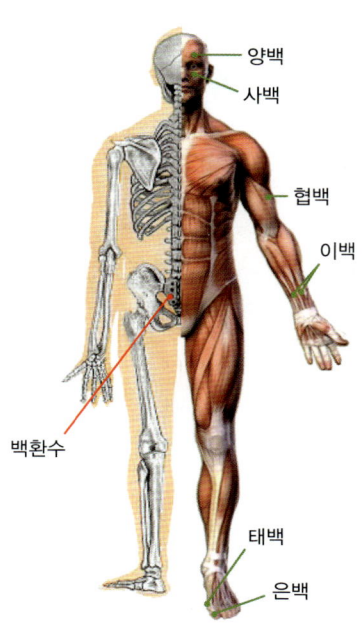

신자혈

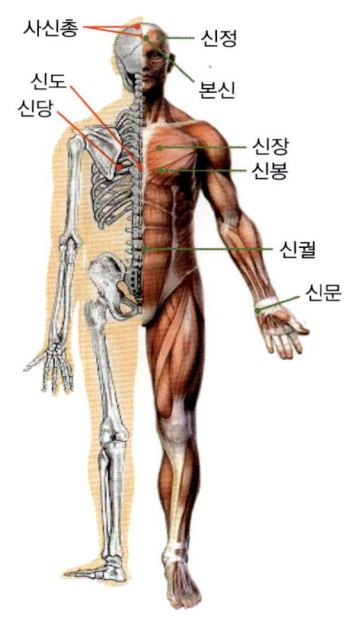

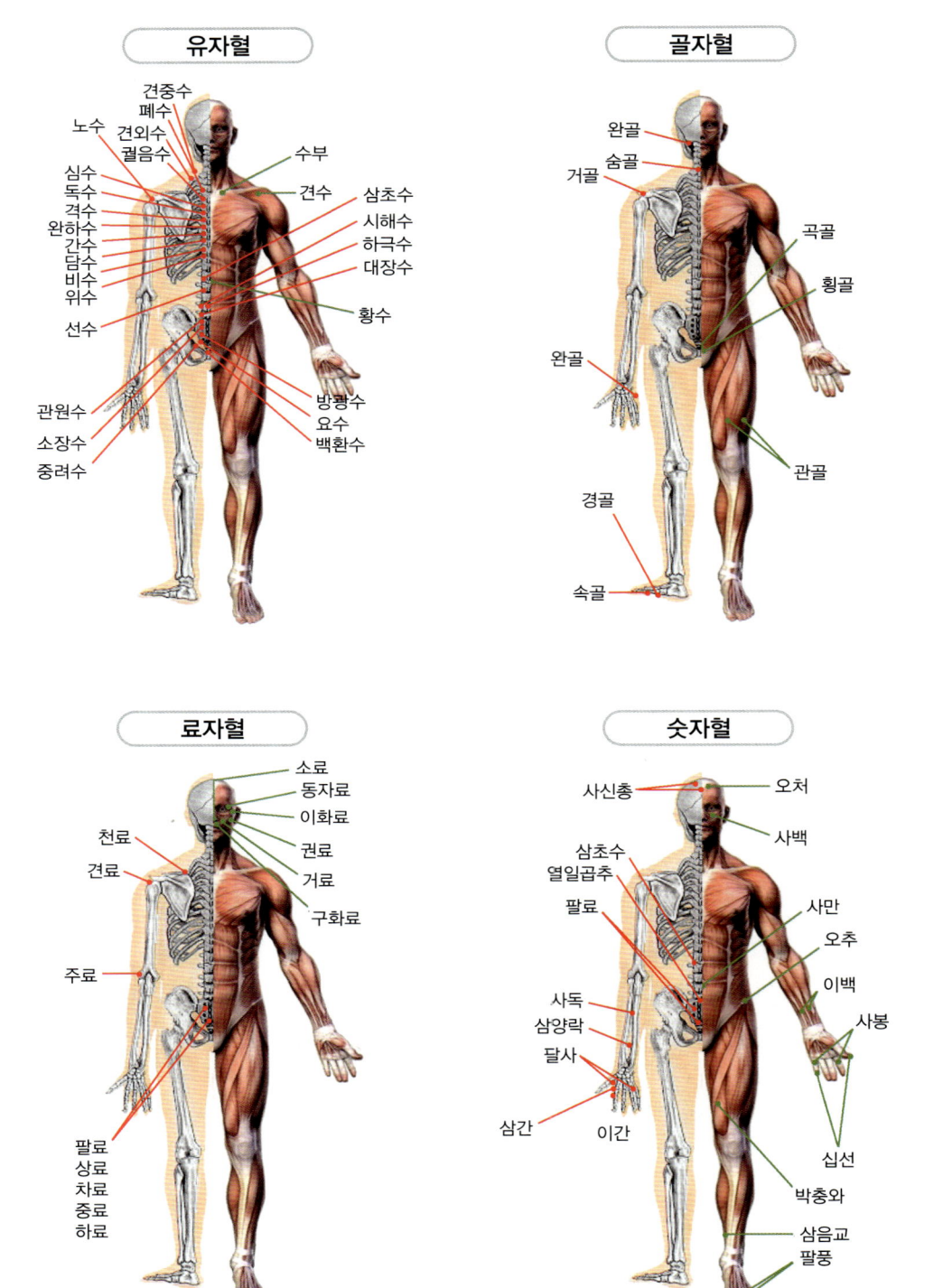

인체의 경혈(13)

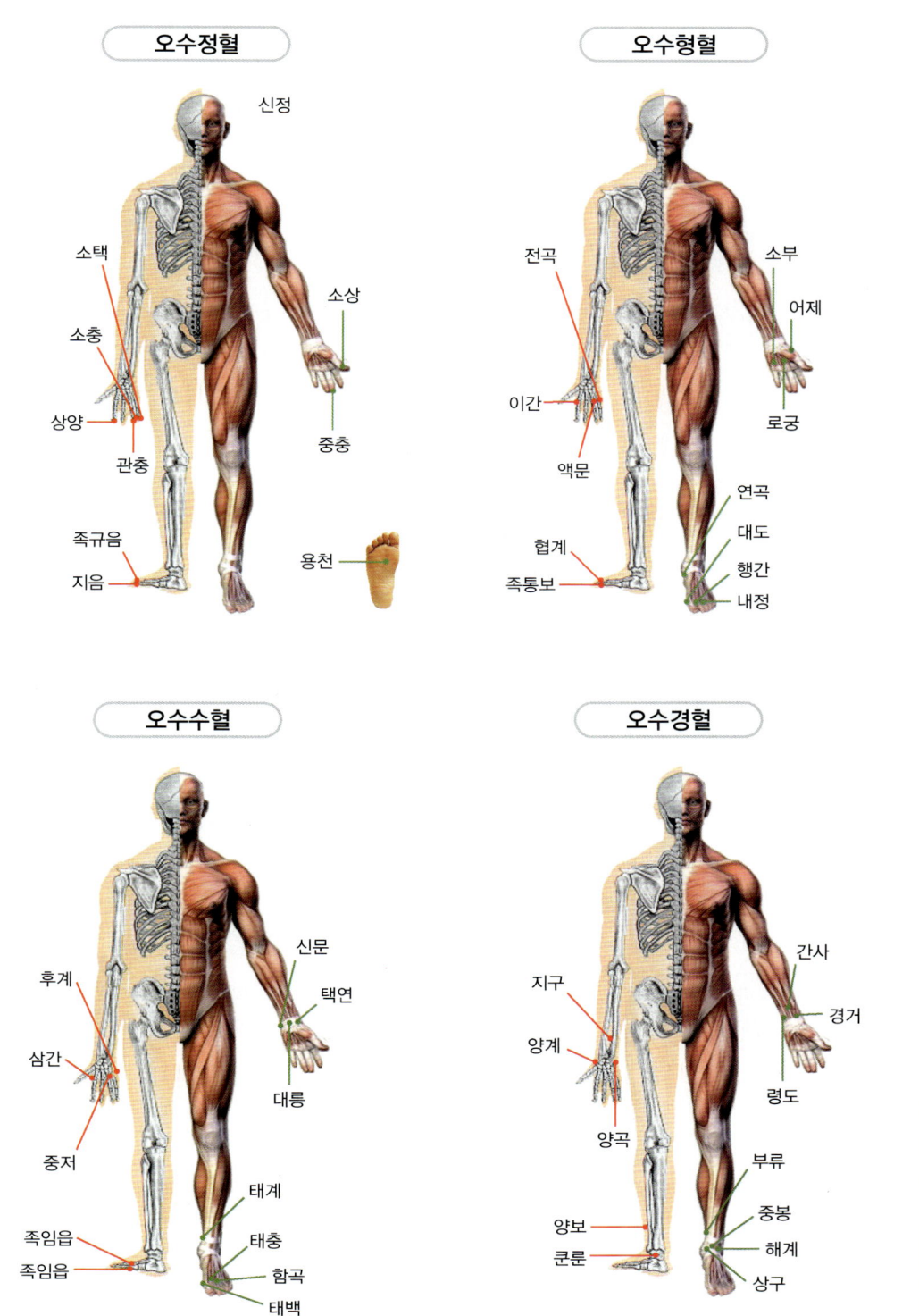

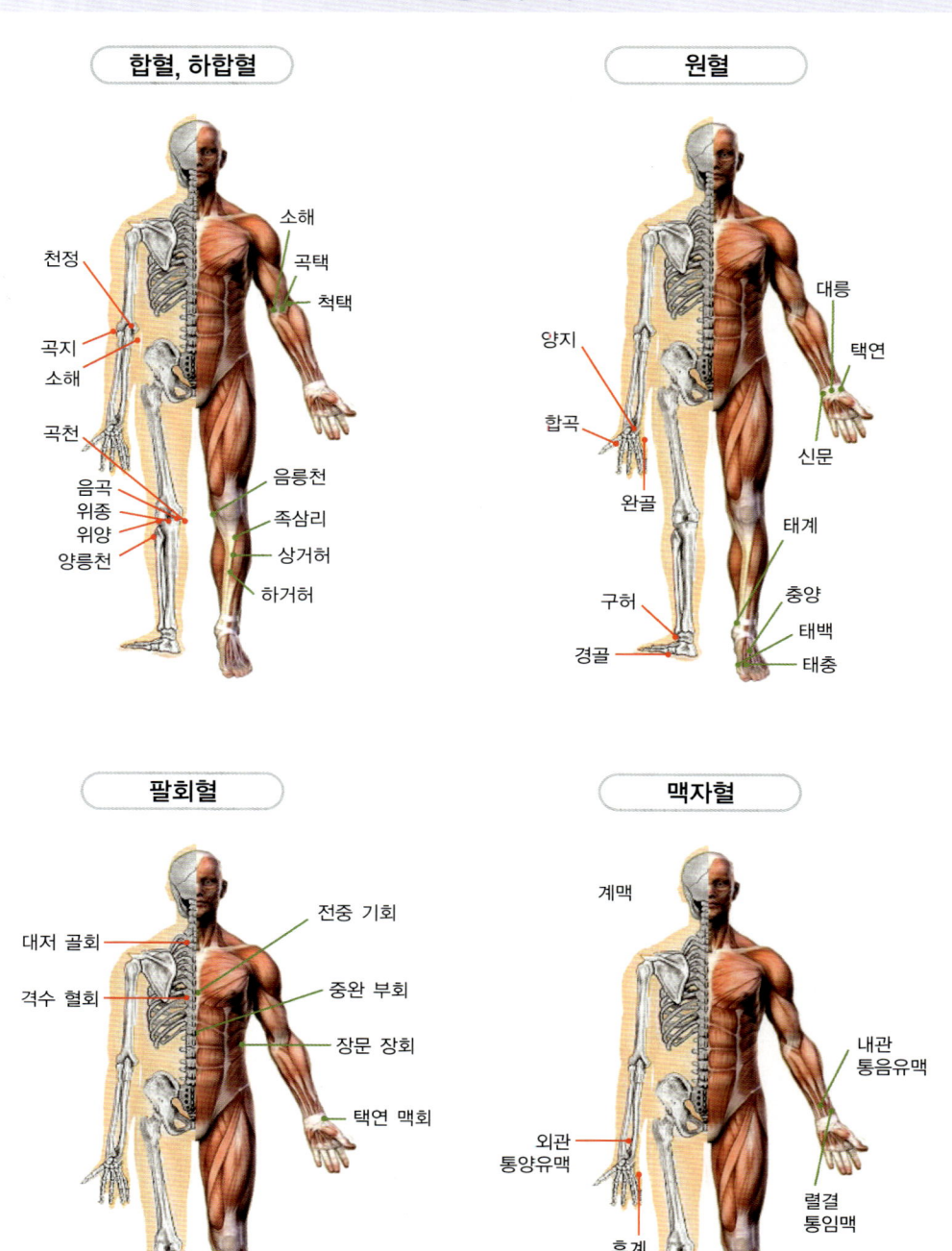

인체의 경혈(15)

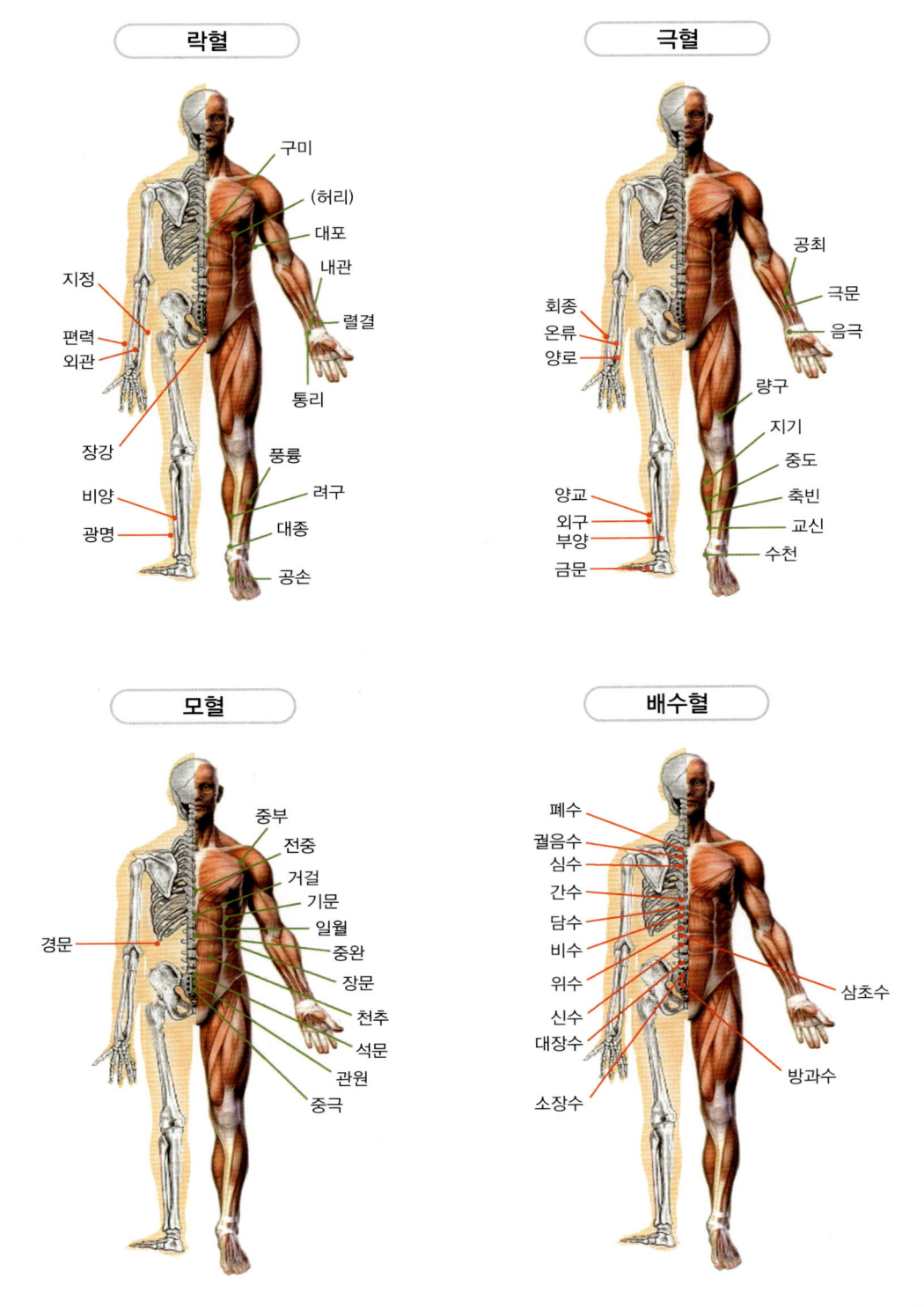

족부위치별 용어 설명

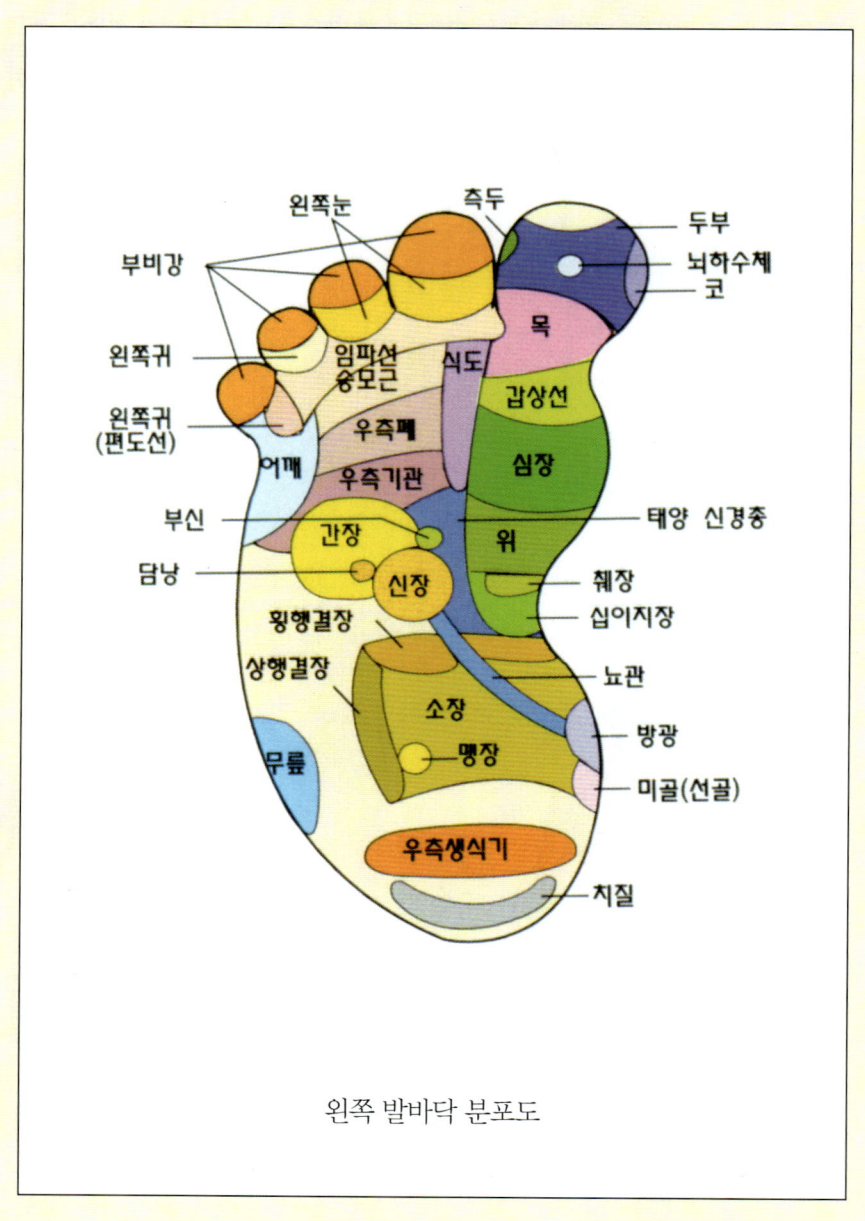

왼쪽 발바닥 분포도

머리(대뇌) 양발바닥 엄지발가락 지복 밑에 위치하며 좌우 대외의 반사구는 발바닥에서 교차 반사한다. 즉 좌대뇌는 오른쪽 발바닥에 반사하고 우대뇌는 왼쪽 발바닥에 반사한다. 고혈압, 뇌혈관병변, 뇌진탕, 어지럼증, 두통, 불면증, 중추성 마비, 뇌신경 손상 등에 적용된다.

전두동 양엄지발가락 끝에서 1센티미터 되는 곳 기타 발가락 끝에 위치하며 교차반사한다. 중풍, 뇌진탕, 비염, 두통, 어지럼증, 불면증, 발열과 눈·귀·코·입 등 증상에 적용한다

소뇌(뇌간) 대뇌 반사구의 후외측에 위치하며 좌우 측 소뇌는 발바닥에서 교차반사한다. 뇌진탕, 고혈압, 두통, 불면증, 어지럼증 등의 증상에 쓰인다.

뇌하수체 양엄지발가락 지복 중앙에 위치하며 뇌하수체, 갑상선, 부갑상선, 신상선, 생식선, 비장, 췌장(이선) 등 내분비 계통의 질병에 쓰인다.

삼차신경 양엄지발가락 지복의 바깥쪽 45도 되는 곳에 위치하며 교차반사한다. 편두통, 안면마비, 이하선염, 귀질병, 비인두암, 불면증, 두중(頭重) 등 증세에 쓰인다.

코 양엄지발가락 첫 번째 마디 지복 안쪽의 약 45도 되는 곳에 위치하며 교차반사한다. 급성, 만성비염, 코피, 알레르기성 비염, 비두염, 비용종 등에 쓰인다.

목 양엄지발가락 뿌리 부분, 즉 소뇌 반사구 밑에 위치하며 목통증, 목이 삐거나 낙침, 고혈압 등에 쓰인다.

눈 양발바닥 제2, 3지 뿌리 부분에 위치하며 시신경염, 결막염, 각막염, 각종 시력장애, 망막출혈, 백내장, 녹내장 등에 쓰인다.

귀 양발바닥 제4, 5지 뿌리 부분에 위치하며 교차 반사한다. 외이도절종, 중이염, 이명, 귀 먹은 증상에 많이 쓰인다.

승모근(경, 견부) 양발바닥 눈, 귀 반사구 밑에 위치하며 목·어깨 통증, 손이 저리고 무기력한 증상, 어깨 활동장애 등에 쓰인다.

갑상선 양발바닥 제1지골과 제2지골 사이에 띠 모양으로 되어있는 곳에 위치하며 갑상선 기능항진, 갑상선 기능감퇴, 급성·만성 갑상선염 등에 쓰인다.

부갑상선 양발바닥 안쪽 제1지골과 제1지절 사이에 위치하며 부갑상선 기능저하, 부갑상선 기능항진 등에 쓰인다.

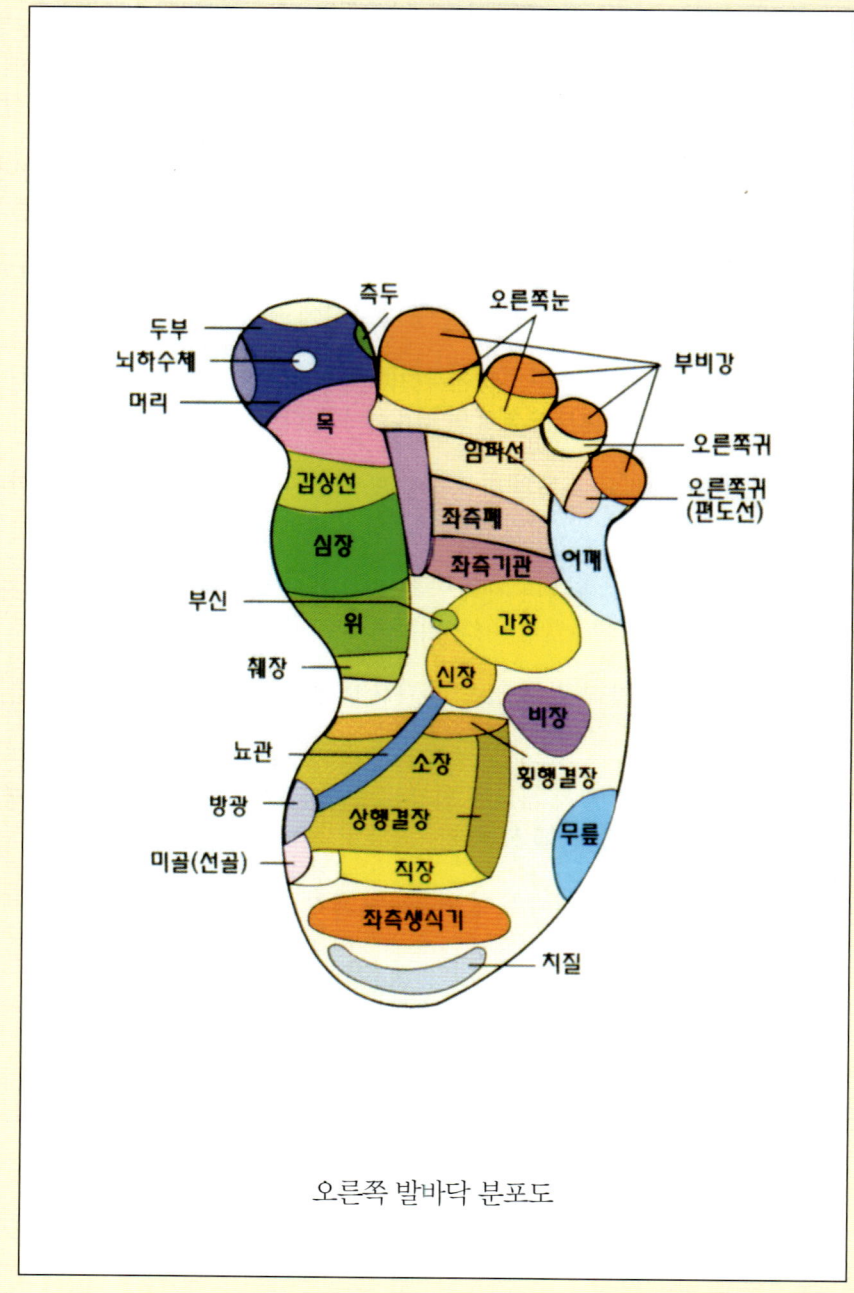

오른쪽 발바닥 분포도

폐, 기관지 양발 승모근 반사구의 바깥쪽에 위치하며 갑상선 반사구에서 바깥쪽으로 띠 모양을 이루면서 어깨 반사구의 아래까지 약 1센티미터의 넓이로 내려온다. 상호흡도 질환, 폐결핵, 폐기종, 가슴이 답답한 증상에 쓰인다.

위 양발바닥 제1척골의 중하부에 위치하며 위통, 위산과다증, 위궤양, 소화불량, 급성만성위염, 위하수 등 증세에 쓰인다.

십이지장 위 반사구의 뒷면, 제1척골의 뿌리 부분에 위치하며 복부 팽만, 소화불량, 십이지장구부궤양 등 증상에 쓰인다.

췌장 양발바닥 위 반사구과 십이지장 반사구가 연결된 곳에 위치하며 당뇨, 이선낭종, 이선염 등 증세에 쓰인다.

간 오른발바닥 제4척골과 제5척골 사이, 폐 반사구 아래쪽에 위치하며 간염, 간경화 등 증세에 쓰인다.

담낭 오른발바닥 제3척골과 제4척골 사이, 간 반사구 안에 위치하며 담결석, 소화불량, 담낭염 등에 쓰인다.

복강신경종 양발바닥 가운데, 신장 반사구 및 그 주위에 분포되어 있다. 위장신경관능증, 설사, 변비 등 증세에 쓰인다.

신상선 신장 반사구 위쪽에 위치하며 생식기질환, 천식, 관절염 등에 쓰인다.

신장 양발바닥 중앙 깊은 곳에 위치하며 신우, 신염, 신결석, 동맥경화, 정맥 이상 확장, 풍습, 관절염, 습진, 부종, 요독증, 신장기능 부전 등 증세에 쓰인다.

수뇨관 신장 반사구에서 방광 반사구을 연결하는 사선으로 된 구역에 위치하며 수뇨관 결석, 수뇨관염, 풍습, 관절염, 고혈압, 동맥경화, 신우 수종 등 증세에 쓰인다.

방광 양발바닥 안쪽 주골 아래, 발바닥 안쪽 가장자리 근육 옆에서 약 45도 된 곳에 위치하며 신결석, 수뇨관 결석, 방광염, 요도염, 고혈압, 동맥경화 등에 쓰인다.

맹장(충수, 蟲垂) 오른발바닥 근골 앞머리 바깥쪽에 위치하며 소장, 상행결장과 연결되어있다. 하복부의 헛방귀 증상이나 맹장염에 쓰인다.

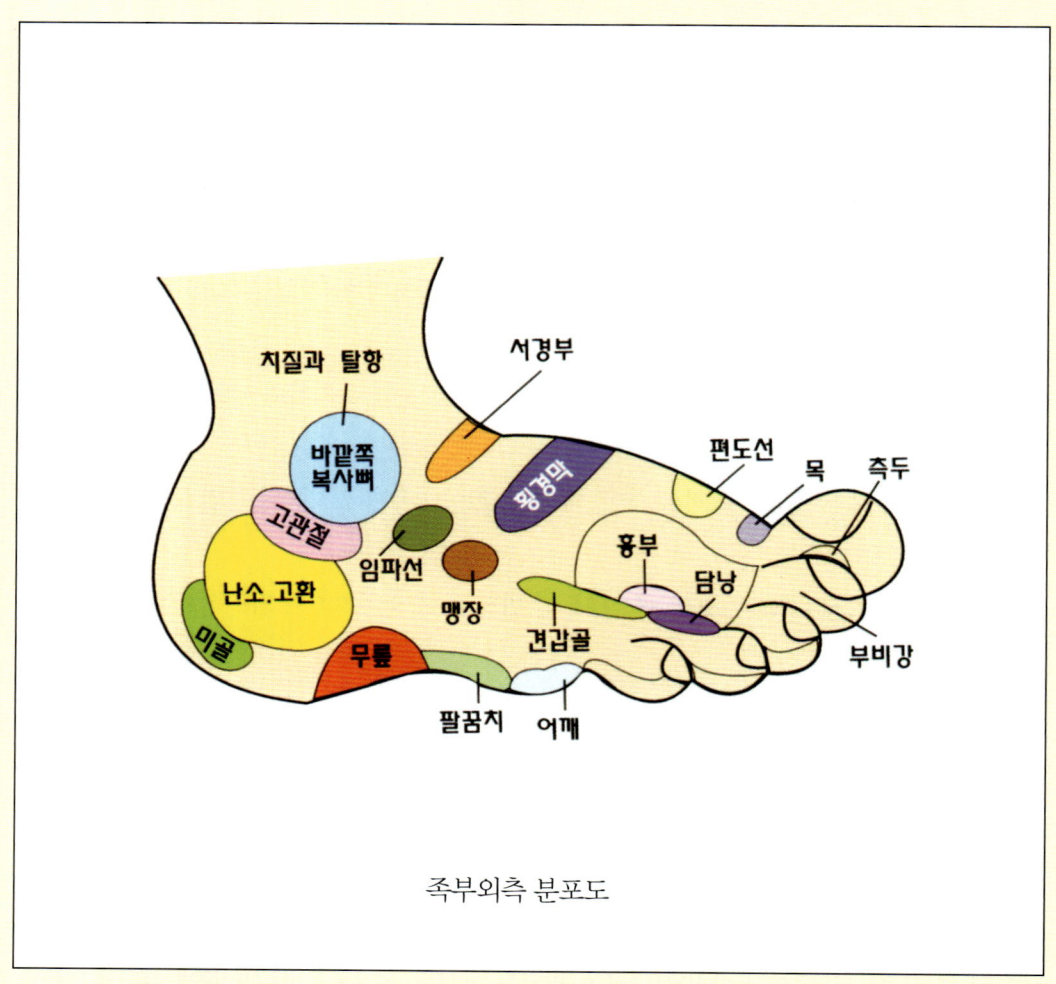

족부외측 분포도

횡맹판 오른발바닥 근골변(가장자리) 바깥의 맹장 반사구 상방에 위치하며 하복부가 더부룩한 증세, 맹장염 등에 쓰인다.

상행결장 오른발바닥 소장 반사구의 바깥쪽 띠 모양 구역에 위치하며 변비, 설사, 복통, 급성 및 만성 장염 등 증세에 쓰인다.

횡행결장 양발바닥 사이에 발바닥을 가로지르는 띠 모양 구역에 위치하며 변비, 설사, 복통, 급성 및 만성 장염 등 증세에 쓰인다.

하행결장 왼쪽발바닥 소장 반사구의 바깥쪽 띠 모양을 이루는 곳에 위치하며 위와 같은 증세에 쓰인다.

생식기(난소 및 고환) 양발바닥의 근골 중앙에 위치하며 다른 한 부위는 근골의 바깥쪽에 위치해 있다. 성기능 저하, 남녀 불임, 생리불순, 폐경, 통경, 난소낭종 등 증세에 쓰인다.

소장(공장, 회장) 양발 척골, 계골에서부터 근골 사이에 움푹 들어간 곳에 위치하며 상행결장, 횡행결장, 하행결장, 직장 반사구에 둘러싸여 있다. 위장이 더부룩하고 설사, 복통 등 증세에 쓰인다.

흉부림프 양발등 제1, 2척골 사이에 위치하며 각종 염증, 발열, 낭종, 자궁근종, 흉통, 유방종양 등 증세에 쓰인다.

후두 양발등 제1척지관절의 바깥변두리에 위치하며 후두염, 기관지염, 실음증, 목이 쉬는 증세, 성문수종 등 증세에 쓰인다.

상악 양엄지발가락 제1지간관절 뒷면의 갑근부 부근에 위치하며 치통, 상악감염, 상악관절염, 잇몸병, 코골이 등 증세에 쓰인다.

하악 양엄지발가락 제1지간관절의 뒷면, 상악 반사구와 연결되는 곳에 위치하며 위와 같은 증세에 쓰인다.

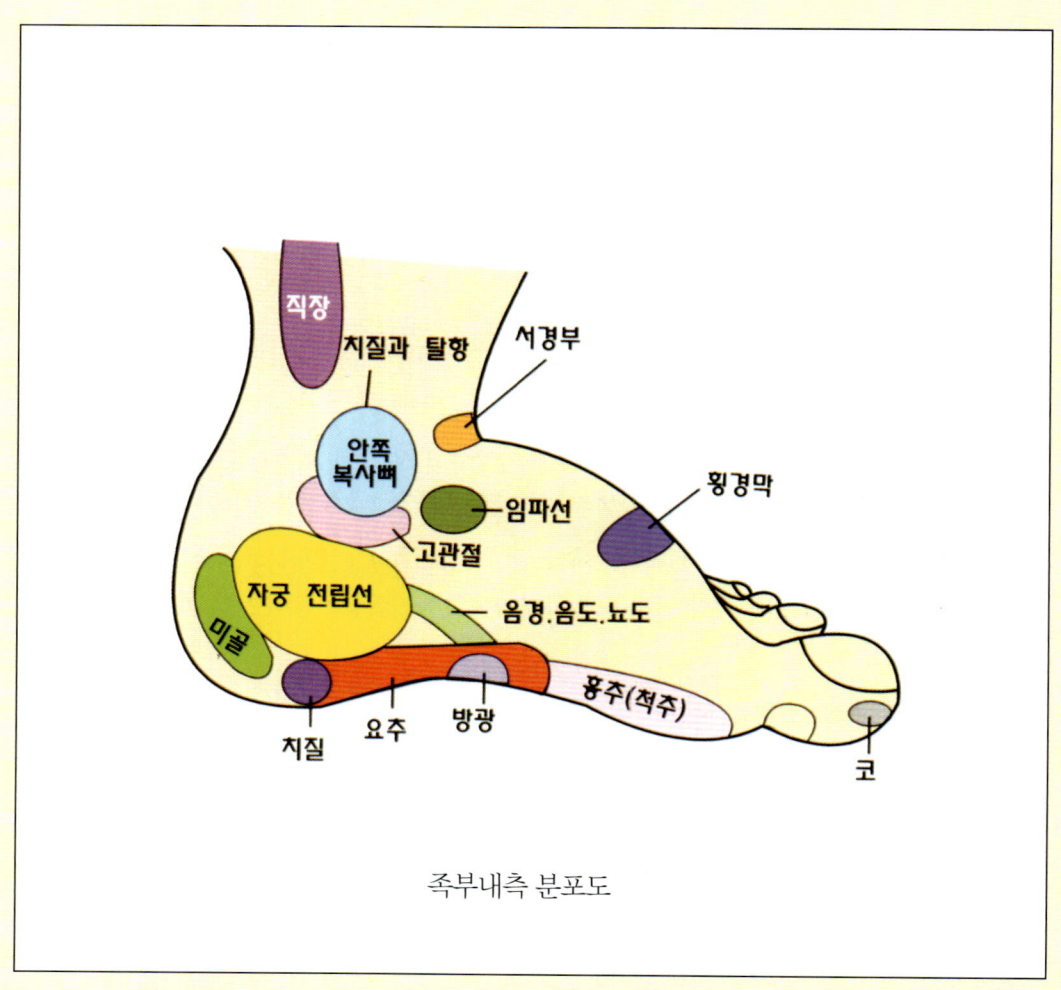

족부내측 분포도

직장, 항문 경골 안쪽 후방에 위치하며 발가락을 굽혔을 때 힘줄 사이, 복사뼈 후상방에 약 4센티미터 되는 띠 모양 구역. 직장염, 변비, 치질, 직장 정맥 이상확장 등 병에 쓰인다.

전립선(자궁) 족근골안쪽에 위치하며 복사뼈 아래 구역. 전립선증대, 성기능 저하, 유정, 발기부전, 자궁근종, 자궁발육이상, 자궁경관염, 생리기 이상 증상 등 증세에 쓰인다

관관절 양발 복사관절의 내, 외쪽 아래 부위에 위치하며 관관절통증, 좌골신경통 등 증세에 쓰인다.

요도(음경, 음도) 양발 안쪽, 방광 반사구에서 위로 거골과 주골 사이까지의 부위. 요로감염, 음도염, 발기부전, 성기능 저하 등 증세에 쓰인다.

경추 양엄지발가락 안쪽 제2지골에 위치하며 목 통증, 경추골증식, 경주병 등 증세에 쓰인다.

요추 양발 안쪽, 계골에서 주골아래까지의 부위. 허리통증, 요추간판돌출증 등 증세에 쓰인다.

내미골 양발바닥 근골 안쪽에 근종점으로부터 뒤로 띠 모양을 이룬 구역. 좌골신경통, 미골 골절 후유증 등 증세에 쓰인다.

늑골 양발등의 주골과 계골 사이에 위치하며 늑연골염, 가슴이 답답하고 아픈 증세에 쓰인다.

코 양엄지발가락 제1절 지복뿌리 안쪽 약 45도 되는 곳에 위치해 있으며 교차반사한다. 급성, 만성비염, 코피, 알레르기성 비염, 비두염 등 증세에 쓰인다.

심장 왼쪽발바닥 제4척골과 제5척골사이, 폐 반사구 아래에 위치하며 부정맥, 협심증 등 증세에 쓰인다.

비장 왼쪽발바닥 심장 반사구 아래 1센티미터 되는 곳에 위치하며 비장 기능항진으로 인한 빈혈, 식욕부진, 감기 등 증세에 쓰인다.

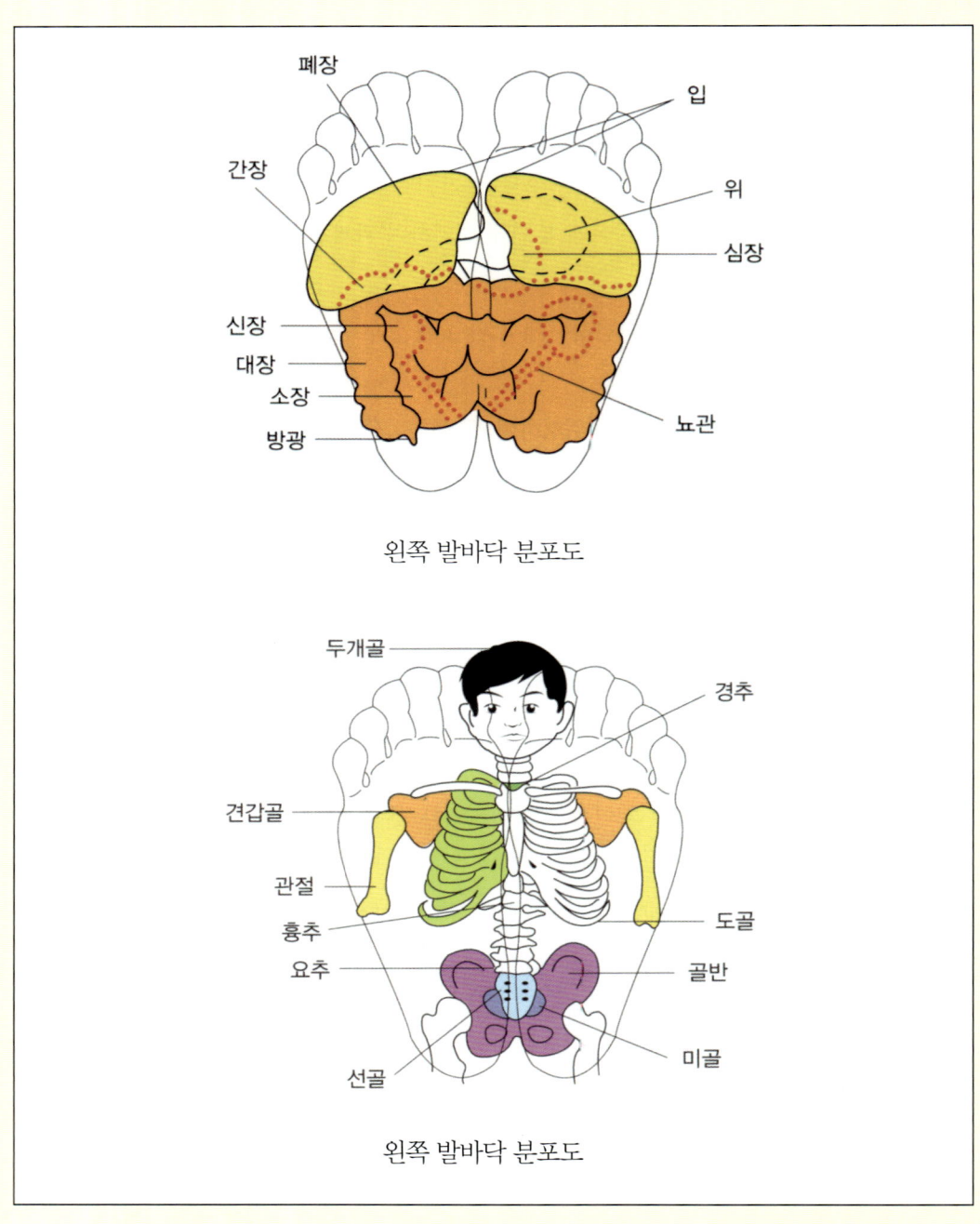

왼쪽 발바닥 분포도

왼쪽 발바닥 분포도

편도선 양엄지발가락 등 제2절지골의 양측에 위치하며 편도선염, 감기에 주로 쓰이고 면역력을 향상시킨다.

상신림프 양발 바깥쪽 복사뼈 앞에 위치하며 거골과 주골 사이 움푹 들어간 부위. 호흡기 감염, 발열, 벌집조직염. 유행성 이하선염에 쓰인다.

하신림프 양발 안쪽 복사뼈 앞에 위치하며 거골과 주골 사이의 움푹 들어간 부위. 각종 염증, 발열, 발목부종, 낭종, 자궁근종, 벌집조직염 등에 쓰인다

서혜부(鼠蹊部) 양발등의 하신 림프반사구 위쪽 1cm 되는 곳에 위치하며 생식기질병, 성기능 장애 등에 쓰인다.

흉(유방) 양발등 제2, 3, 4척골에 위치하며 유선염, 유선암, 유선낭종, 생리전 유방통증 등에 쓰인다

횡경 양발등 척골, 계골 관절이 띠 모양을 이루는 곳에 위치, 발등을 좌우로 가로 지른다. 딸국질, 횡경막 탈장으로 인한 복창, 복총, 구토, 악심, 구토 등에 쓰인다.

내이미로 양발등 제4, 5지골 사이에 위치하며 멀미, 고혈압과 저혈압, 내이 어지럼증(內耳眩暈症) 등에 쓰인다.

견갑 양발등 제4, 5척골과 계골이 띠 모양을 이루는 곳에 위치하며 어깨통증, 관절 활동장애, 견관절주위염(오십견) 등에 쓰인다

어깨 양발바닥 바깥쪽 제5지 밑에 튀어나온 지관절에 위치하며 견관절 주위염, 어깨통증에 쓰인다.

슬관절 양발 바깥쪽 제5척골이 움푹 들어간 곳에 위치하며 슬관절염, 슬관절 통증에 쓰인다.

주관절(主關節) 양발 바깥쪽 제5척골과 계골 관절이 튀어나온 곳에 위치하며 주관절 외상, 통증에 쓰인다.

미추 양발바닥 거골 아래쪽에서부터 근골까지의 띠 모양구역에 위치하며 미골 외상, 좌골신경통 등에 쓰인다.

응용설명

1. 혈 찾는 요령

모지 추나법은 발의 각 장기나 기관에 상응하는 반사구를 5~7차 연속 시술하여 통증을 분명하게 느낄 때 양성반사구에 속하는 모든 부위를 찾은 후 순서대로 시술을 시행한다. 비양성반사구는 치료하지 않는다. 발의 신장, 신상선, 수뇨관과 방광 등 네 개의 반사구는 기초반사구에 속하므로 먼저 시술해야 몸 안에 독을 배출하는데 효과적이다.

2. 기법치료

족부 추나기법은 모지 지첨으로 시술하는 것을 주요기법으로 한다. 즉 엄지 지단을 반사구에 놓고 한 방향으로 곧게 밀어주는 기법이다. 엄지 지첨추나법을 시행하려면 손가락의 힘을 길러야 하는데 이런 힘은 반드시 임상에서 실제적인 조작과 연습을 통해서 길러야 한다.

시술 시에는 윤활제를 발에 바르고 먼저 무지평추법와 경찰기법, 압유기법 등 가벼운 기법을 사용하여 발을 부드럽게 한 뒤 다시 엄지 지단추법으로 구심 방향으로 밀어주며 각 양성반사구를 100회 시술해야 한다. 연속 시술해도 되고 일정한 간격을 두고 시술해도 된다. 시술의 강약 정도는 구체적인 증세와 통증에 대한 반응 정도에 따라 결정해야 한다.

족부추나법은 매일 한 번씩 시술하며 양발의 시술시간은 30분 이상 실시하는 것이 좋다. 시술 후에는 따뜻한 물 한 잔을 마시는 것이 좋다.

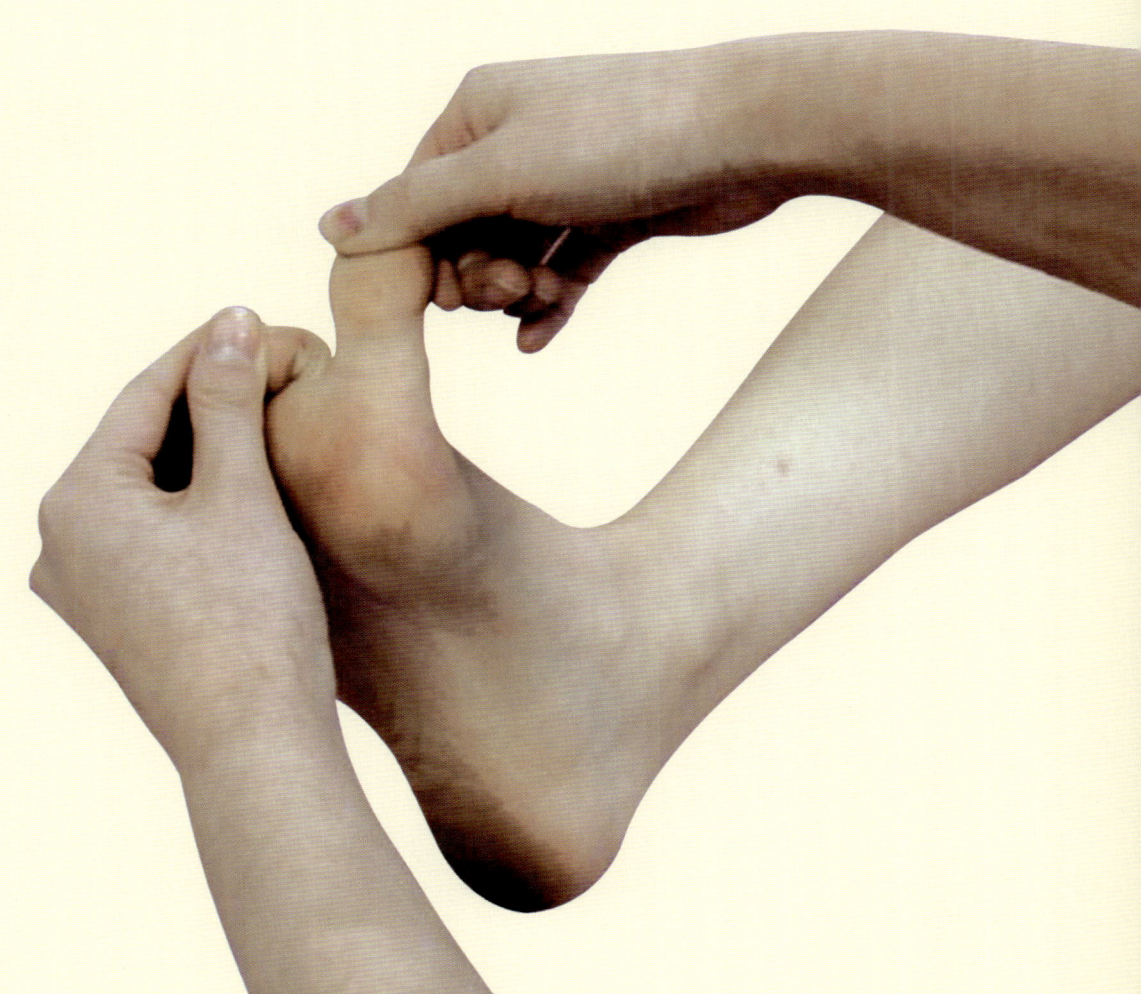

육조영의 건강한 생활 만들기

Section 1

발 마사지의
기초지식

1. 발 마사지의 역사

중국 춘추전국시대의 『황제내경(黃帝內經)』에서는 경락과 경혈을 상세히 소개했는데 그중에는 많은 발의 혈위(穴位)가 포함되어 있다.

선조들은 오래전부터 발의 경락(經絡), 경혈과 인체 오장육부와의 관계를 알고 있었을 뿐만 아니라 혈위(穴位)를 마사지하면 병을 예방하고 치료하는 효과가 있다는 것도 밝혀냈다.

발 마사지는 중국에서 유래되고 전파되기 시작하였는데 사마천(司馬遷)의 저작 『사기(史記)』에 의하면 약 2천 년 전에 의술이 유명했던 유부(俞跗)라는 의사가 있었다. 유(俞)는 병이 낫는다는 뜻이고 부(跗)는 발등을 가리키니 뜻인즉 발을 만져 병을 치료한다는 것인데 그는 탕약을 쓰지 아니하고도 발을 마사지하여 병을 고쳤다 한다. 그러니 유부를 발 마사지의 시조라고 할 수 있다.

동한(東漢) 말년의 명의 화타(華陀)는 발 경혈 마사지를 집중적으로 연구했는데 그의 저작 『화타비급』 중 『족심도(足心圖)』는 후세에 널리 알려졌다.

우리나라의 경우 발 마사지는 90년대를 전후로 활발히 보급되기 시작하였고 최근에는 이와 관련한 연구가 활발히 진행되고 있다. 근대적인 의미에서는 1913년 미국의 피츠제넬스(William Fitzgerald)가 의학적으로 정리한 '존세라피(Zone Therapy; 구대치료)' 이론을 최초로 정립하였다. 또한 독일의 마로카도 여사는 『발 반사요법』에서 발 반사도(反射圖)를 그렸으며 스위스의 해이디 간호사는 『발 반사대 자극법』이란 책을 써서 발 마사지의 보건치료 효과를 알리는데 공헌했다. 1985년 영국의 현대의학협회에서 발 마사지요법을 현대의학-족부 반사구 치료법으로 정하였으며 1989년 미국 캘리포니아주 발반사요법 회의에서는 발 반사 치료법이 병을 예방하고 치료하는데 현저한 효능이 있다는 것을 인정하였다.

필자는 마사지와 면역체계의 연관성을 가지고 한국 최초로 박사학위를 받았다. 『발 마사지 요법』(2003), 『무병장수를 위한 발 마사지요법』, 『발 마사지 건강법』, 『전신마사지과학』, 『미용마사지 과학, 손 마사지 요법』 등을 발표하는 등 마사지를 연구하고 보급해왔다.

또한 1990년 일본 동경에서 약석건강법 세계학술연구회가 열림으로써 족부건강 반사구 치료법이 널리 퍼지고 발전되었다.

1991년 중국 북경에서 족부 반사구 건강법 연구회가 설립되면서 발 마사지가 더욱 활기를 띠기 시작하였다. 이렇게 발 마사지가 어디에서든 사랑받고 있는 것은 그 시술법이 간단하고 편리하며 실용적이고 안전하며 그 효능도 뛰어나서 병을 치료할 수 있을 뿐만 아니라 예방도 할 수 있어서 많은 사람들의 관심을 끌고 있다.

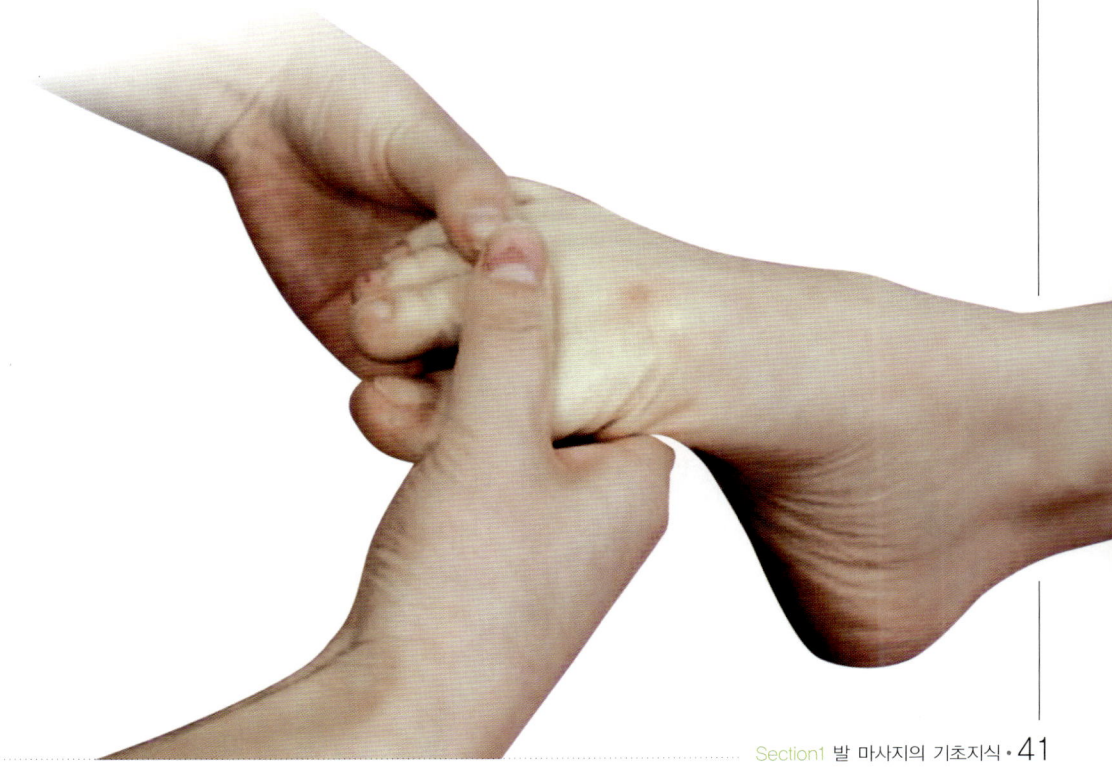

Section 1

2. 발 마사지의 원리

1 발 마사지의 특징

○ 발은 제2의 생명이다.
○ 발을 알면 무병 장수한다.
○ 발은 전신의 축소도다.
○ 발바닥에 5장(간, 심, 비, 폐, 신), 6부(담, 소장, 위, 대장, 방광, 삼초)의 조직이 집약 투영되어 있다.

2 발의 구조와 기능

발은 인체의 균형을 유지하고 지탱할 수 있도록 구성되어 있다. 발의 뼈는 양발을 합쳐 52개로 인체 전체의 4분의 1을 차지한다.

또한 근육과 힘줄은 가장 강하고 굵게 형성되어 모든 동작에 대응하여 작용할 수 있도록 구성되어 있다. 인대는 112개가 모여 있는데 복잡한 뼈와 관절을 연결하고 발에 실리는 힘과 비틀림을 방지해준다. 발바닥에는 족저근막이라 불리는 가장 큰 인대가 발바닥을 근육과 함께 균등하게 보호하고 있다.

발의 혈관은 매우 길며 그 혈관을 흐르는 혈액은 심장으로 되돌려 보내기도 하고 발의 평열을 유지하며 피부와 발톱을 정상으로 유지해준다. 발등과 아킬레스건에 있는 맥의 강약에 따라 혈액순환과 순환기의 건강 정도를 체크할 수 있다.

3 발 마사지 요령

제1단계 – 어느 부위에 통증이 있는가의 여부를 알아보기 위해 발바닥 및 발등을 골고루 마사지하여 혈액순환 촉진과 응어리의 압통점을 찾는다. 압통점을 찾으면 반사구 분포도를 참조하여 그 부위가 어느 장기인가를 확인한다.

제2단계 – 증상별 마사지를 실시한다. 발견된 압통점을 중심으로 마사지를 하며, 손이나 봉을 이용하여 약간 통증이 있을 정도로 시술한다. 지속적으로 마사지를 실시하면 압통도 차츰 완화되며 응어리도 풀린다. 동시에 이상이 있는 장기와 기관의 혈액순환이 원활해지고 신진대사는 활발히 촉진되어 증세가 호전되며 건강을 되찾을 수 있다.

4 발 마사지의 유의사항

○ 온몸에 열이 많거나 타박, 염좌, 동상, 골절, 탈구일 때에는 마사지를 삼가하는 것이 좋다. 심한 당뇨병이 있을 때에는 세심한 주의가 필요하다. 특히 무좀이나 습진 등 발질환이 있을 때에는 소독이나 청결을 유지한 상태에서 마사지를 실행해야 한다.

5 발 마사지의 효과

○ 혈액순환을 촉진시켜 전신을 편안하게 한다.
○ 체내의 노폐물을 제거하고 배설시킨다.
○ 신경 반사작용을 일으켜 통증을 억제한다.
○ 기(氣)의 흐름을 개선하여 기분을 좋게 한다.
○ 신경을 안정시켜 긴장을 해소시켜 준다.
○ 발 관리 요법은 질병예방의 으뜸이다.

Section 1

경락의 원리

경락 원리에 의하면 인체의 12경맥과 기경8맥 중 족태음비경, 족궐음간경, 족소음신경과 음유맥, 음교맥은 모두 발에서부터 시작되며 또 양명위경, 족소양담경, 족태양방광경과 양유맥, 양교맥은 모두 발에서 끝나는데 이로부터 발과 경락과의 관계가 매우 밀접하다는 것을 알 수 있다.

경락은 장기와 서로 통해 있어서 발의 혈을 마사지하면 경락이 소통하면서 기혈을 원활하게 할 수 있어 내장기능을 조절하여 병을 예방하고 치료하는 작용에 이를 수 있는 것이다.

생물학적 원리

발은 인체의 축소판이다. 발은 인체의 가장 민감한 전식배이기 때문에 인체 각 장부, 기관에 상응하는 구역이 발에 규칙적으로 배열되어 있다. 그리하여 상응한 구역을 마사지하면 장기의 생리병적 정황을 예측할 수 있으며 또 치료 효과도 볼 수 있는 것이다.

혈액순환 원리

발은 인체의 제2심장으로서 인체는 혈액순환을 거쳐서 산소와 영양물질을 전신 각 조직기관에 운송하며 이산화탄소 등 폐기물을 체외에 배출한다. 발은 인체에서 심장과 가장 멀리 떨어져 있다. 때문에 발끝까지 내려온 혈액이 정맥을 통하여 심장으로 되돌아 갈 때는 심장의 작용만으로는 혈액순환이 어렵다. 발 마사지는 혈액순환을 원활하게 하고 혈액의 회류속도를 증가시켜 심장의 피 펌프 작용을 도와 혈액순환을 개선하고 혈액순환이 인체에 대한 건강작용을 충분히 발휘할 수 있도록 도와준다. 이렇게 보면 왜 발이 제2의 심장이라고 불리는 지를 잘 알 수 있다.

반사 원리

반사는 신경계통 활동의 기본형식으로 이는 자극에 대한 기체의 비자주적 반응이다. 반사는 촉각, 통각, 근육의 돌연적 견인 등 자극에 의해 일어난다. 반사의 반응은 근육의 수축, 근육장력의 개선, 선체분비 혹은 내장반응이다. 발 반사구는 발 신경의 집합점이다. 그 신경은 온몸의 각 부위와 기관에 분포되어 있다. 인체 내 장기, 두부의 대소뇌, 피부, 관절 등 각 조직기관의 신경말소는 족부에 모두 한개 고정된 위치가 있어서 발 반사구를 마사지하면 피부의 많은 신경말소가 흥분되면서 신경중추로 전달된다. 또한 발 반사구를 마사지하면 기타 병리적 충동이 신경중추로 전하는 것을 차단하여 병적인 악성순환을 양성순환으로 개선하여 치유 작용을 한다. 그 외에도 발에 대한 양성자극은 신경반사 활동을 통해 기체내부의 조절 시스템을 가동하여 각 조직기관의 기능을 증진하여 병을 예방하고 치료하는 작용을 한다.

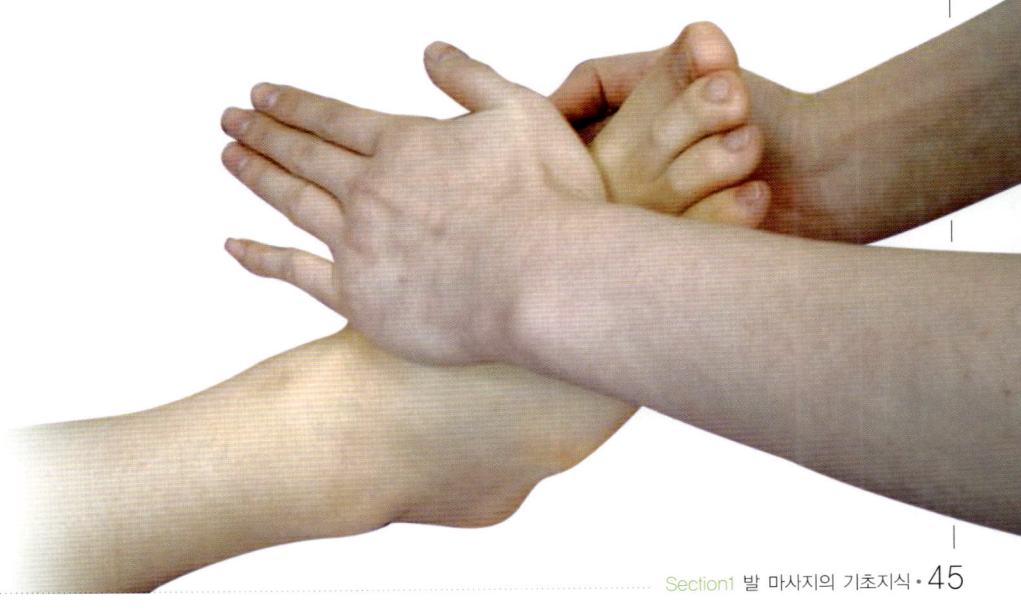

3. 발 마사지의 기본기법

1 모지두 압박법

손으로 발을 쥐고 모지 지단으로 시술부위를 꾹 누른다.

- 요령
  1) 점압 시 수직으로 힘을 쓴다.
  2) 손가락을 다 오그려 모아쥔 상태에서 엄지지절을 시지의 중절 측면에 딱 붙여서 누르면 더 강하게 시술할 수 있다.
- 적용 부위 : 발 각 부위

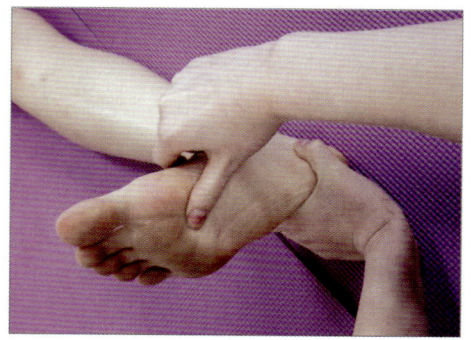

2 모지 압박법

손으로 발을 쥐고 모지 지단이나 지복(指腹)으로 시술 부위를 시계 방향이나 시계 반대 방향으로 누르면서 문지른다.

- 요령
  1) 압유 시 피하조직도 함께 움직이게 해야 한다.
  2) 천천히 고르게 시술해야 한다.
- 적용부위 : 발 각 부위

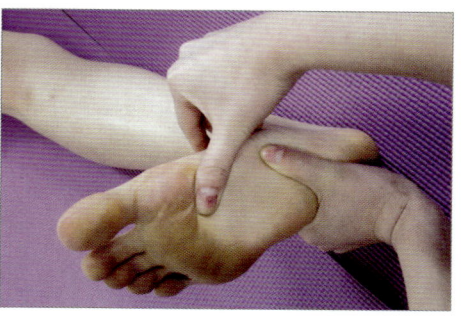

3 모지 평추법

　모지 지단이나 지복으로 시술 부위를 한쪽 방향으로 밀어준다.

- 요령
  1) 손가락은 신체표면에 밀착시켜야 하며 밀 때 피하조직도 같이 움직여 주어야 한다.
  2) 힘을 고르게 배분하여 천천히 해야 한다.
- 적용 부위 : 발등, 발바닥

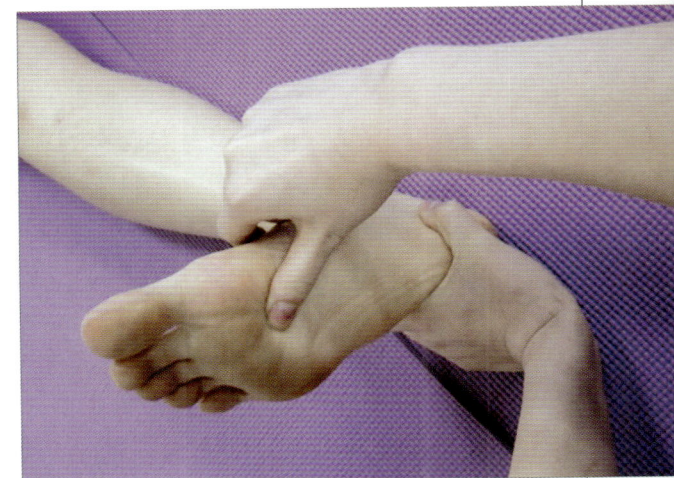

4 식지 점압법

　식지를 굽혀서 모지 말절 내측으로 식지 중절을 압박하면서 식지 제1절간 관절이 튀어나온 부위로 시술 부위를 점압한다.

- 요령
  1) 힘은 약에서 점차 강하게, 지속적이고도 균일하게 써야 한다.
  2) 고정된 부위를 수직으로 눌러야 한다.
- 적용 부위 : 발바닥

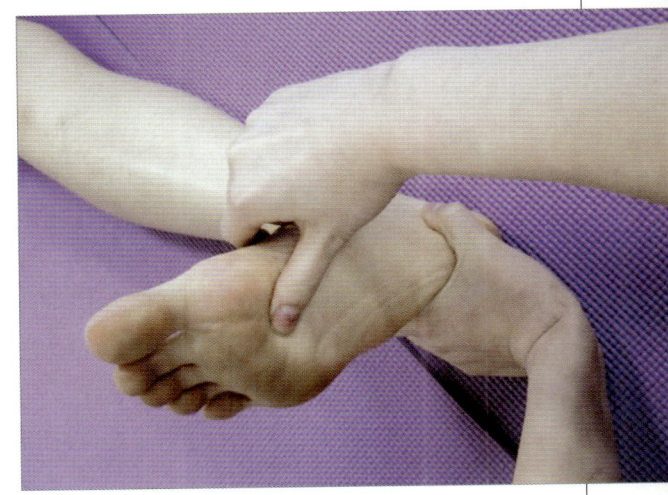

5 유념법

모지와 시지의 지복으로 시술 부위를 잡고 대칭되게 회전하면서 문지른다.

- 요령
  1) 양손은 상반된 방향으로 고르게 힘을 써야 한다.
  2) 너무 꽉 집어서는 안 된다.
- 적용 부위 : 발가락

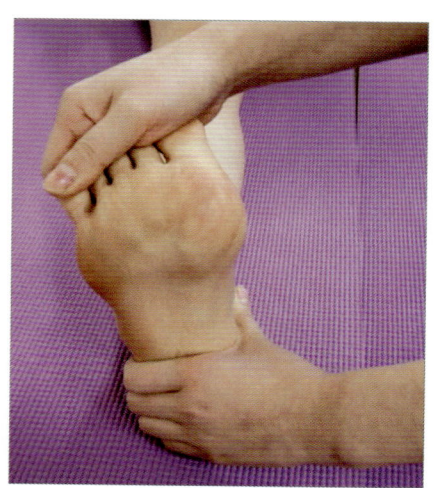

6 마찰법

손바닥으로 시술 부위를 빠른 속도로 왕복하면서 마찰한다.

- 요령
  1) 마찰할 때는 빠른 속도를 유지해야 한다.
  2) 마찰깊이를 잘 조절하여 피부에 손상이 없도록 해야 한다.
- 적용 부위 : 발바닥, 발등

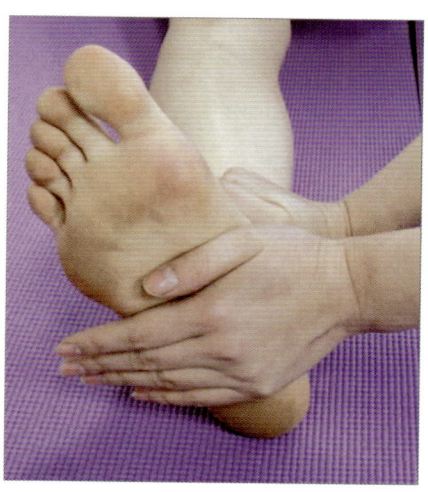

■ **발 마사지에 적용되는 주요기법**

- **모지첨압박법** 엄지손톱을 이용하여 시술 부위를 누르는 기법
- **봉상하압박법** 봉(棒)을 이용하여 시술 부위를 위, 아래로 반복해서 누르는 기법
- **봉압박경찰법** 봉을 이용하여 시술 부위를 가볍게 쓰다듬는 기법
- **좌우압박법** 시술 부위를 좌우 대칭으로 누르는 기법
- **지첨압박법** 손톱 밑부분을 이용하여 시술 부위를 눌러주는 기법
- **경찰압박법** 시술 부위를 가볍게 쓰다듬으며 눌러주는 기법
- **이지압박법** 엄지와 검지로 균형을 잡으며 눌러주는 기법
- **좌우경찰압박법** 시술 부위를 가볍게 쓰다듬으며 눌러주는 기법
- **봉회전압박법** 봉은 손이나 발 마사지 시에 사용하는 기구이다. 기능에 따라 둥글거나 넓적한 봉막대기 등이 있다. 때로는 연필이나 볼펜, 이쑤시개 등을 이용하는 경우도 있다. 도구를 이용하여 시술하고자 하는 부위를 시계 방향이나 반대방향으로 회전하여 누르는 기법
- **모지시지압박유념법** 첫번째, 두번째 손가락 제일 윗마디를 이용하여 압박을 가하여 시술 부위를 누르고자 할 때 이용되는 기법이다.
- **수권압박법** 수권은 주먹을 쥔 상태에서 두번째 윗마디를 말하며 주로 큰 근육을 깊숙이 누르고자 할 때 이용되는 기법이다.
- **모지압박법** 엄지손가락을 이용하여 시술 부위를 누르는 기법을 말한다.
- **첨지압박법** 첨지(낫늡)는 손톱 끝으로 누르는 것을 의미하는데 한방에서는 침의 대용으로 이용되는 기법이다.
- **모지진동법** 엄지 손가락을 이용하여 시술 부위를 흔드는 기법을 말한다.
- **봉좌우압박법** 적합한 봉기구를 이용하여 시술 부위를 좌우로 누르는 것을 반복하는 기법
- **수권회전압박법** 주먹의 둘째 마디를 이용하여 시술 부위를 좌우 원을 그리며 누르는 기법
- **지두압박법** 지두란 손톱의 반대방향 첫마디로 다양한 기능을 수행하는 부위인데 이곳을 이용하여 시술 부위를 누르는 기법

- **봉대각선압박법** 첫째, 두번째 손가락 제일 윗마디를 이용하여 시술 부위를 강도에 적합하게 누르는 방법
- **봉타법** 봉타법은 시술 부위를 두드리는 기법인데 시술 부위에 따라 타법 강도가 조절되어야 한다.
- **첨지법** 첨지란 손톱을 이용하여 누르거나 긁거나 흔들거나 하는 기법인데 가볍게 하는 것이 좋다.
- **수권대각선압박유념법** 주먹을 쥔 상태의 둘째 마디를 이용하여 대각선으로 누르거나 깊게 짜내듯이 주무르는 기법
- **수직압박법** 수직압박이란 90° 방향으로 누르는 기법인데 손이나 봉 기타 일상생활의 막대기 형태의 다양한 기구들이 있다.
- **모지회전압박법** 엄지를 이용하여 시술 부위를 돌리며 누르는 기법
- **모지첨지법** 엄지손톱을 이용하여 누르거나 흔들거나 돌리는 기법
- **모지압박유념법** 엄지손가락을 이용하여 누른 상태에서 깊숙이 주무르는 기법
- **회전압박법** 좌우로 시술 부위를 누르는 기법
- **봉압박법** 봉을 이용하여 대각선, 직각, 회전으로 누르는 기법
- **대각선유념법** 대각선으로 시술 부위를 누르는 기법
- **수권유념진동법** 주먹을 쥔 상태의 둘째 마디를 이용하여 깊숙히 주무르거나 흔드는 기법
- **봉수직압박법** 봉 또는 막대기, 젓가락, 볼펜 등을 이용하여 90° 방향으로 누르는 것을 반복하는 기법
- **모지유념법** 엄지손가락을 이용하여 시술 부위를 짜내듯이 주무르는 기법
- **경찰법** 가볍게 시술 부위를 쓰다듬는 기법
- **수직회전압박법** 시술 부위를 90° 방향으로 누른 상태에서 좌우로 돌리며 누르는 기법
- **모지두압박법** 엄지손가락 첫째 마디를 이용하여 누르는 기법
- **모지측첨지법** 엄지손톱 측면을 이용하여 누르는 기법
- **봉대각선압박유남법** 봉을 이용하여 대각선으로 누르거나 짜내듯이 주무르는 기법
- **회전유념법** 시술 부위를 좌우로 돌리며 깊숙히 주무르는 기법
- **좌우압박유념법** 시술 부위를 누른 상태에서 좌우 반복적으로 주무르는 기법

4. 발 마사지 원칙

1 경혈의 선택

발 마사지는 병을 예방하고 치료하는 것을 목적으로 하는 만큼 경혈의 선택 방법이 있다. 기초 반사구, 증상별 반사구와 보조 반사구 등 주로 세 부분으로 나눈다.

1) 기초 반사구

발 반사구에는 신상선, 신장, 요도관과 방광 등 네 개의 기초 반사구가 있다. 발 마사지를 할 때에는 먼저 기초 반사구부터 시술하여 체내 독소와 노폐물을 배설해야 한다. 마무리 할 때에도 기초 반사구를 마사지하여 그 배설 기능을 강화한다.

2) 증상별 반사구

환자의 병 증상 부위 및 그 상응한 조직기관에 따라 반사구를 선택해야 한다. 예를 들면 눈 질환은 눈 반사구, 위 질환은 위 반사구를 선택해야 한다.

3) 보조 반사구

증상에 대칭된 반사구의 기능과 비슷한 반사구도 같이 마사지함으로써 그 치료효과를 높인다. 보조 반사구로는 소장, 횡경막 등이 있다.

2 기법의 선택

발 마사지는 앞에서 소개한 6가지 기본기법 외에도 전신마사지의 일부 기법들을 적용할 수 있다. 예를 들면 유념법, 일지선추법경찰법, 각종 타법(절타법, 고타법, 박타법, 합타법, 이중타법, 세타법) 등으로 부위별, 증상별로 이런 다양한 시술법을 동원하여 충분한 효과를 얻도록 한다.

3 마사지 크림

마사지 크림은 마사지할 때 피부를 보호하고 마찰을 줄이고 치료 효능을 높이기 위해 피부오일, 연고, 분말가루, 물 등이 사용된다. 시술 목적에 따라 윤활제를 선택하여 사용하는 경우도 있다.

4 기법의 강약

발 마사지 기법의 강약은 피시술자에 따라 달라진다. 보건마사지는 편안함을 느끼게 해야 하며 치료마사지는 적당한 강도로 행해야 한다. 자극이 강할수록 좋은 것은 아니다.

5 마사지 시간 및 횟수

발 마사지의 시간과 횟수도 피시술자에 따라 다르다. 일반적으로 30~45분씩 하루 1~2번이 적당하며 2주를 한 단위의 치료코스로 정한다. 만성질환, 완고성 질환의 경우는 마사지 시간을 늘이는 것이 좋고 급성 질환과 병적 원인이 명확한 질환은 마사지 시간을 줄이는 것이 좋다. 반사구 마사지 시에는 1~5분이 가장 적당하다.

6 발 마사지의 순서

발 반사구의 마사지는 왼발부터 시작하고 발바닥, 발내측, 발외측, 발등 순서로 마무리하며 오른발의 마사지 순서는 왼발과 같다.

7 주의사항

1) 식전 30분, 식후 1시간 내에는 발 마사지를 하지 말아야 한다.
2) 발 마사지는 입 안이 마를 정도로 하도록 하는 게 좋다. 마사지 후 30분 내에는 250~500ml의 따뜻한 물을 마시도록 한다. 심장질환 혹은 신장질환이 있는 환자는 150ml를 초과해서는 안 되며 노인, 어린이도 감량해서 마셔야 한다.
3) 마사지하기 전에는 따뜻한 물로 발을 씻어야 마사지를 깊게 받을 수 있다. 발에 굳은살이 두꺼운 사람은 식염 2스푼 정도를 넣어서 발을 씻으면 굳은살이 연해진다.
4) 한쪽 발을 마사지할 때는 수건으로 다른 발을 차지 않게 잘 감싸줘야 한다. 마사지를 끝낸 후에는 양말을 신거나 이불로 덮어주어서 보온을 잘해야 한다.
5) 발 마사지 도중에 환자가 어지럼증, 가슴이 갑갑하고 식은땀이 나며 맥박이 가늘어지는 반응이 나타나면 즉시 마사지를 멈추고 휴식을 취해야 한다. 쇼크를 일으키면 재빨리 응급처치를 해야 한다.
6) 과음을 하였거나 수면이 너무 부족한 상태에서도 발 마사지는 삼가는 것이 좋다.

8 발 마사지의 금기사항

1) 각종 급성, 만성 전염병. 예컨데 간염, 결핵 등.
2) 감염성질병환자. 골수염, 골결핵, 화농성관절염(化膿性關節炎) 등.
3) 출혈병 또는 혈액병 환자. 자반병(紫斑病), 악성빈혈 등.
4) 내, 외과 위독환자. 예를 들면 심한 심장병, 폐병, 신장병, 급성복막염, 급성맹장염 및 각종 악성종류환자.
5) 피부질환이 있거나 발에 상처가 있는 환자. 습진, 무좀, 발 화상, 발 골절 등.
6) 여성의 경우 생리중이나 임신 중에는 발 마사지를 절대로 하지 말아야 한다.
7) 숙취 상태, 정신질환 발작 시에는 발 마사지를 받지 않는 것이 좋다.

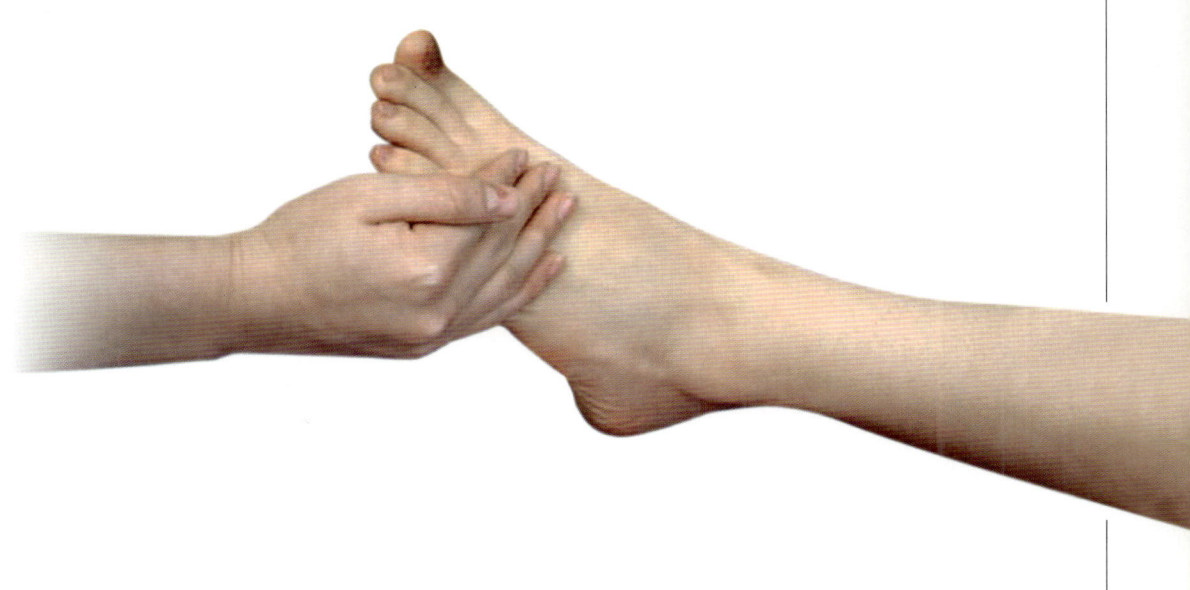

육조영의 건강한 생활 만들기

Section 2

발 반사구

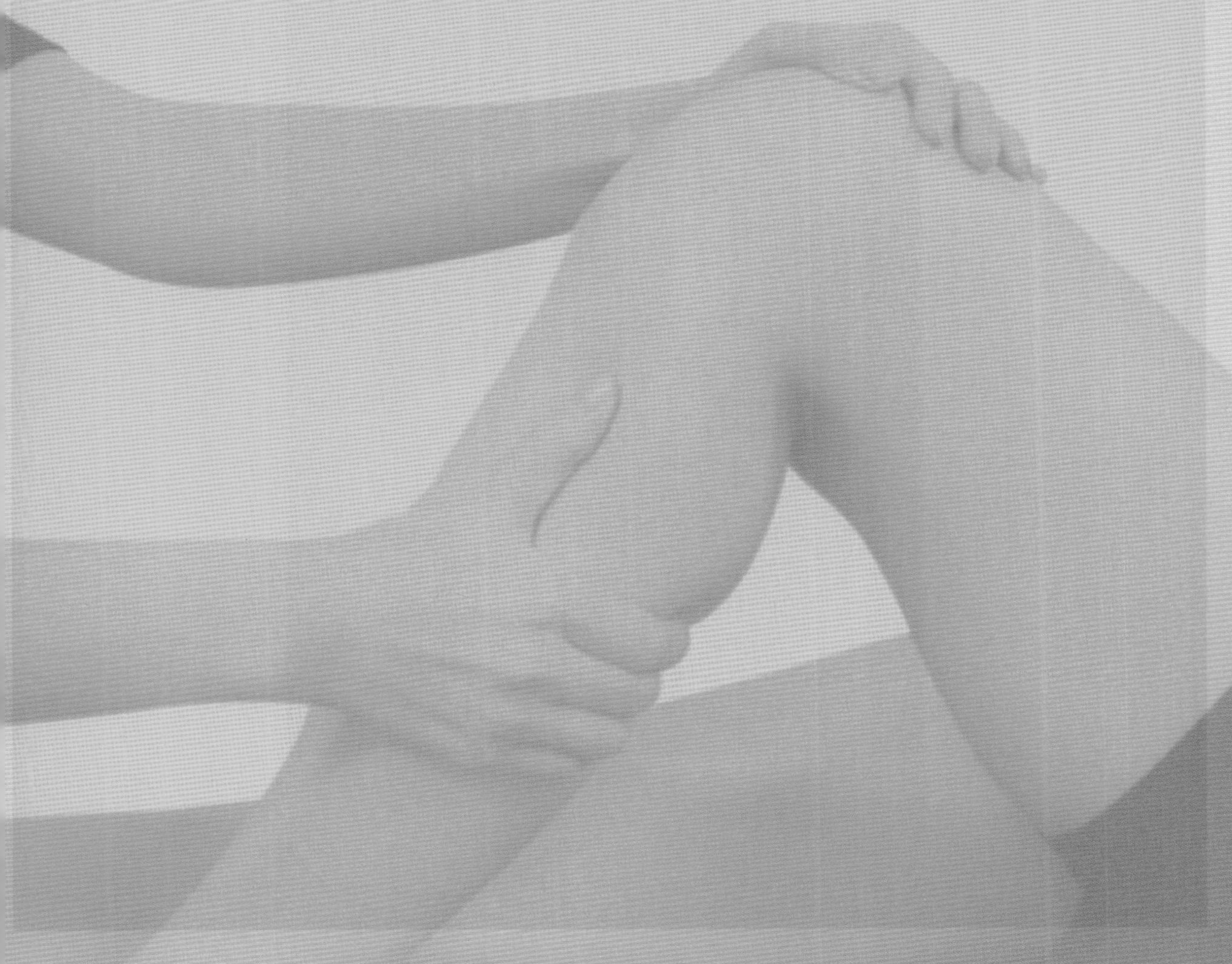

Section 2

"발은 인체의 전식률(Embryo Containing the Informations of the Whole Organism)이라고 할 수 있는데 약어로는 E.C.I.W.O.라고 한다. 인체의 각 장기나 기관이 발에 규칙적으로 배열되어 있다. 우리가 양발의 반사구 위치를 그림으로 합치면 마치 책상다리를 하고 앉은 사람을 보는 것 같다. 발등은 인체의 정면이고 발바닥은 뒷면이며 양 발가락은 머리기관의 투영이고 양발 내측은 인체의 중심이라고 할 수 있다.

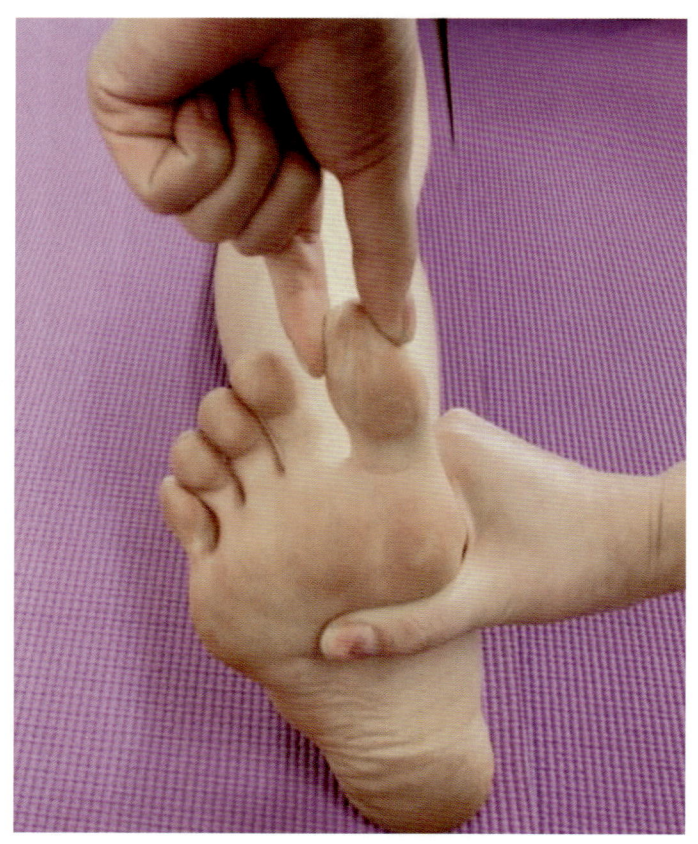

1. 발 반사구 배열규칙

1 대응성
신체 좌측기관의 반사구는 오른발에, 신체 우측기관의 반사구는 왼발에 있다. 이 규칙은 대다수의 발 반사구에 적용된다.

2 교차성
두부의 기관 반사구는 교차성을 많이 띠고 있다. 즉 좌측 신체의 대뇌, 소뇌, 액두, 삼차신경, 눈과 코와 귀의 반사구는 오른발에 있고, 우측 기관의 반사구는 왼발에 있다.

3 단일성
심장, 간장, 비장, 담낭의 반사구는 하나이다. 심장, 비장의 반사구는 왼발에 있고 간장, 담낭의 반사구는 오른발에 있다.

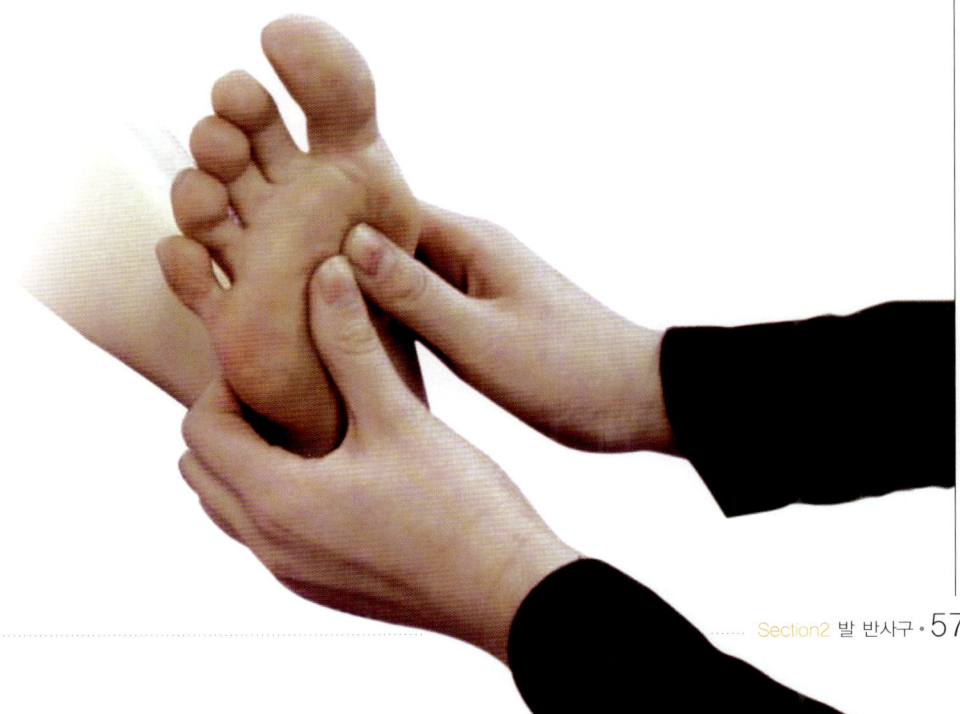

2. 발바닥 반사구

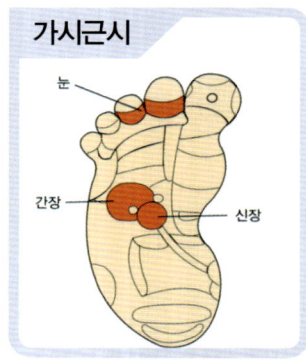

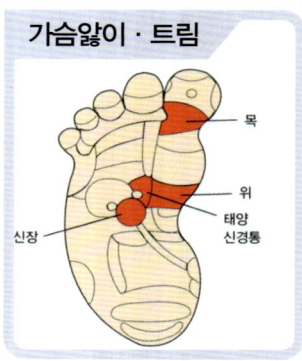

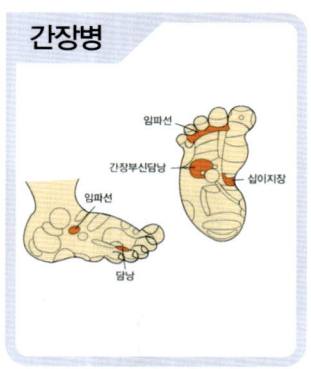

1) 머리(대뇌)
   - 부위 양엄지발가락 지복(趾腹) 전체 부위. 대뇌 좌반구의 반사구는 오른발에 있고, 대뇌 우반구의 반사구는 왼발에 있다.
   - 적응증상 고혈압, 뇌혈관병변, 뇌외상종합증, 어지럼증, 두통, 불면증, 중추성반신불수, 신경쇠약, 시각장애.

2) 액두(額竇)
   - 부위 양엄지발가락 끝부분에서 약 1cm되는 부위 및 기타 8개 발가락 끝부분에 위치한다. 오른쪽 액두 반사구는 왼발에 있고 왼쪽 액두 반사구는 오른발에 있다.
   - 적응증상 두통, 현기증, 불면증, 중풍, 뇌외상종합증, 비염, 발열, 얼굴, 귀, 코 등 질환.

3) 뇌간, 소뇌
   - 부위 양엄지발가락 지복 근부 두 번째 발가락과 닿은 곳. 우반측 소뇌 및 뇌간 반사구는 왼발에 있고 좌반측 소뇌 및 뇌간 반사구는 오른발에 있다.
   - 적응증상 뇌외상종합증, 고혈압, 두통, 불면증, 어지럼증, 뇌종양, 여러가지 원인으로 인한 근육긴장 및 기근관절 질환.

4) 뇌하수체
   - 부위 양엄지발가락 지복 가운데 부위에 위치.
   - 적응증상 내분비 실조(갑상선기능항진증, 소아불량발육, 신장성고혈압, 당뇨병 등), 갱년기 종합증, 요실증.

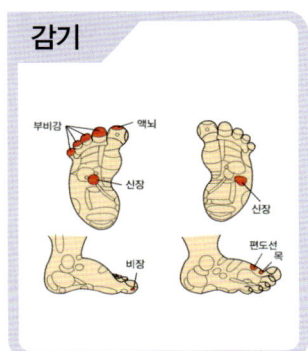

감기

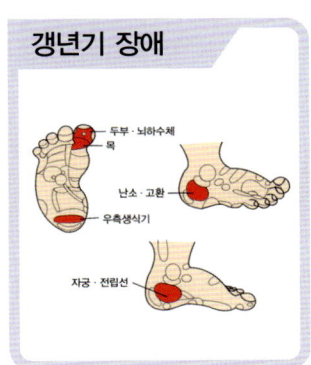

갱년기 장애

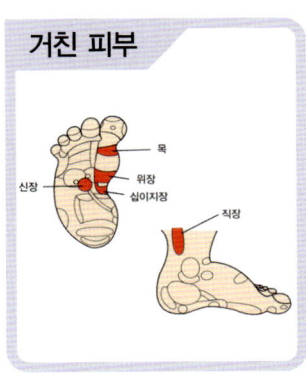

거친 피부

5) 삼차신경
- **부위** 양엄지발가락 말절 바깥쪽, 모지 지복 변두리. 우측 삼차신경 반사구는 왼발에 있고 좌측 삼차신경 반사구는 오른발에 있다.
- **적응증상** 삼차신경통, 편두통, 얼굴신경마비, 늑선염, 치아질환, 불면증, 코암, 후두암.

6) 코
- **부위** 양엄지발가락 안쪽에서 발톱 뿌리 부분에 위치. 코 우측 반사구는 왼발에, 코 좌측 반사구는 오른발에 있다.
- **적응증상** 급성, 만성비염, 코피, 과민성비염, 비카타르, 상호흡도감염.

7) 경추
- **부위** 양엄지발가락 지복 근부에 위치. 가로무늬에 위치. 우측 경추의 반사구는 왼발에 있고 좌측 경추의 반사구는 오른발에 있다.
- **적응증상** 경추병, 고혈압, 목경직, 경추손상.

8) 눈
- **부위** 양발 제2, 3지 지복 근부에 위치. 오른쪽 눈의 반사구는 왼발에, 왼쪽 눈의 반사구는 오른발에 있다.
- **적응증상** 각종 눈 질환 - 근시, 원시, 난시, 백내장, 결막염, 각막염, 눈출혈 등.

9) 귀
- **부위** 양발 제4, 5지 지복 근부에 위치. 오른쪽 귀의 반사구는 왼발에, 왼쪽 귀의 반사구는 오른발에 있다.

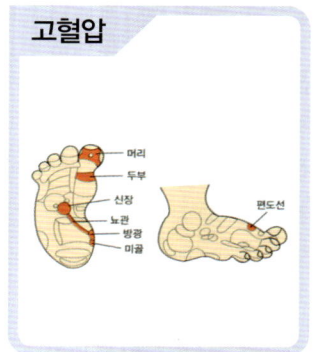

고혈압

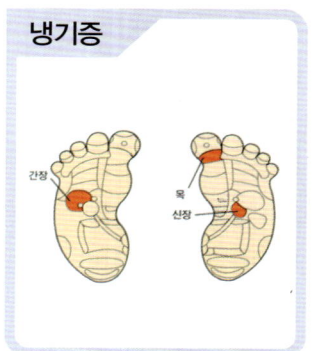

냉기증

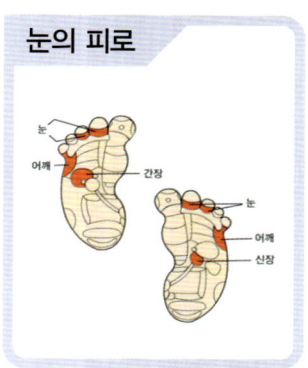

눈의 피로

- **적응증상** 중이염, 귀울림, 난청, 메니에르씨병, 코암, 후두암.

10) 어깨
- **부위** 양발바닥 외측, 다섯번째 발가락 관절 뒤쪽에 위치.
- **적응증상** 견주염, 견관절 탈구, 경추병, 상체 반신불수.

11) 승모근
- **부위** 양발바닥의 눈, 귀 반사구 아랫쪽, 첫번째 지골부터 외측 어깨 반사구까지, 너비는 약 1cm.
- **적응증상** 승모근 종합증, 팔이 저리고 맥이 빠지는 증상, 경추, 어깨, 등이 쑤시고 아픈 증상.

12) 갑상선
- **부위** 양엄지발가락과 제2지복으로부터 제1지골까지 L자형을 이룬 부위.
- **적응증상** 갑상선 기능항진 및 감퇴, 갑상선염, 갑상선 비대, 불면증, 협심증, 정서불안.

13) 부갑상선
- **부위** 양발바닥 내측의 제1척지 관절 앞쪽 패어있는 곳에 위치.
- **적응증상** 부갑상선 기능감퇴 시 나타나는 손발경련, 손가락관절 굴곡, 후두 및 기관지 경련, 불면증, 딸꾹질, 경침 등. 부갑상선기능항진 시에 일어나는 사지근육 이완, 신결석, 병리성골절 등.

14) 폐, 기관지

- **부위** 양발의 승모근 반사구 아래 갑상선 반사구에서 띠 모양으로 어깨 반사구 아래까지 약 1cm 너비. 오른쪽 폐 및 기관지의 반사구는 오른발에 있고, 왼쪽 폐 및 기관지의 반사구는 왼발에 있다.
- **적응증상** 폐, 기관지 질환 – 폐렴, 폐기종, 기관지염, 천식, 폐결핵 등.

15) 위

- **부위** 양발바닥 제1척지 관절 뒤에 약 한손가락 너비 되는 곳.
- **적응증상** 위통, 위산과다, 위궤양, 소화불량, 급만성위염, 위하수.

16) 십이지장

- **부위** 양발바닥 제1척골 끝부분, 위 및 이선 반사구의 뒷부분.
- **적응증상** 소화불량, 십이지장 궤양, 식욕감퇴.

17) 이선

- **부위** 양발 내측, 위 반사구와 십이지장 반사구 사이에 위치.
- **적응증상** 당뇨병, 이선염, 이선낭종.

18) 간장

- **부위** 오른발바닥 제4, 5척골 사이, 폐 반사구 뒤에 위치.
- **적응증상** 간염, 간경화, 간종대, 간기능저하, 간농종, 간

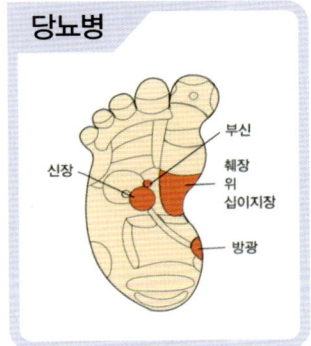

당뇨병

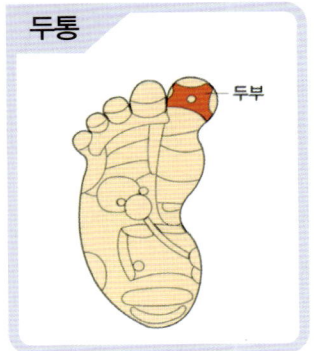

두통

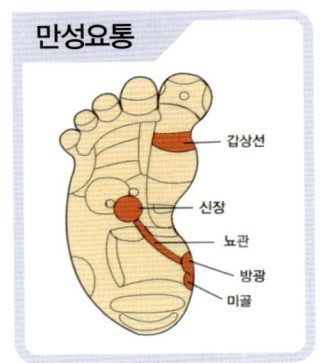

만성요통

Section 2

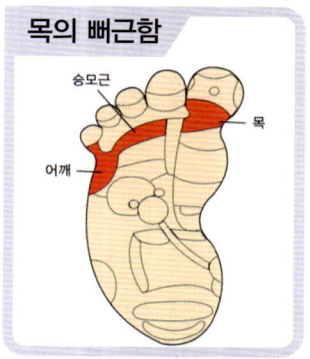

석증, 간도회충증.

19) 담낭
- **부위** 오른발바닥 제3, 4척골 사이, 간 반사구의 내측에 위치.
- **적응증상** 담낭염, 담석병, 소화불량, 간염으로 생긴 황달과 담도회충증.

20) 복강신경종
- **부위** 양발바닥 중심부분, 신장 반사구와 위 반사구부근에 분포되어있다.
- **적응증상** 설사, 복창(더부룩하게 불러오다), 위장경련, 위장신경관능증, 횡격막경련.

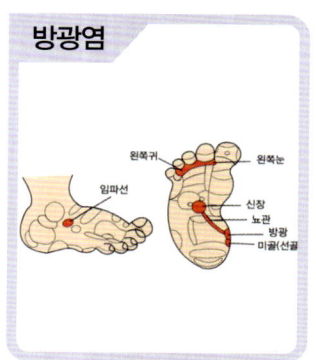

21) 신상선
- **부위** 양발바닥 제2, 3척골 사이, 발바닥 人자형 교차점 밑에 위치.
- **적응증상** 심부전증, 현훈증, 쇼크 및 고혈압, 저혈압, 하체이완, 양위, 조설, 유정.

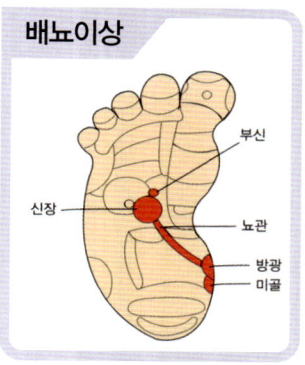

22) 신장
- **부위** 양발바닥의 중심 부위, 신상선 반사구 아래 손가락 하나 너비 되는 곳.
- **적응증상** 신염, 신장 결석, 급만성 신염, 신장 기능장애, 전위선비대, 유정, 발기부전, 조루, 불임증, 풍습병, 관절염, 고혈압, 두통.

23) 수뇨관
- **부위** 양발바닥 신장 반사구로부터 방광 반사구 사이에 있는 호선형 구역.
- **적응증상** 수뇨관 결석, 비뇨기 감염, 관절염, 고혈압, 동맥경화, 신우적수(腎盂積水), 각종 약물 및 알콜성 중독.

24) 방광
- **부위** 양발바닥의 내측 배형뼈 아래쪽, 모전근 옆쪽에 위치.
- **적응증상** 신장, 수뇨관, 방광결석 및 비뇨계통 감염, 뇨분비폐지, 뇨실, 고혈압, 동맥경화, 식물중독, 약물중독 등.

25) 소장
- **부위** 양발바닥의 가운데 횡경관, 상행결장, 하행결장, 직장 등 반사구에 둘러싸여 있다.
- **적응증상** 복창, 복통, 설사, 변비, 급성, 만성장염, 이질.

26) 상행결장
- **부위** 오른쪽 발바닥의 소장 반사구 외측과 발 외측이 평행되는 띠 모양의 반사구.
- **적응증상** 복통, 설사, 변비.

27) 맹장
- **부위** 오른쪽 발바닥의 근골 외하측, 제4, 5지 사이의 수직선 위쪽에 위치.
- **적응증상** 복창, 맹장염.

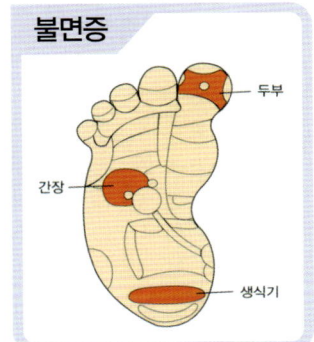

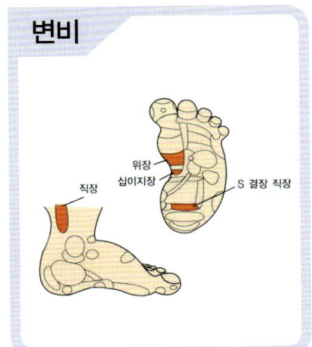

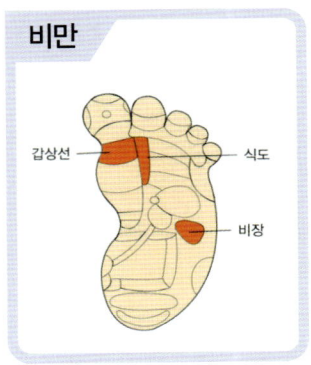

Section 2

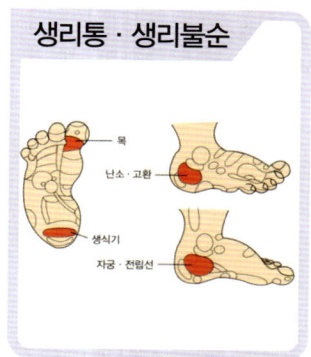

생리통 · 생리불순

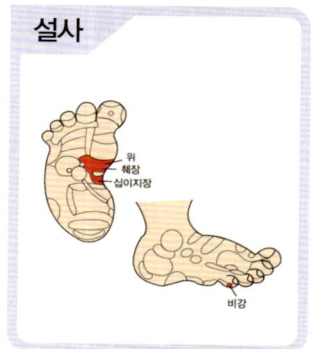

설사

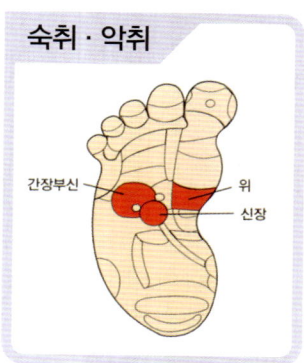

숙취 · 악취

28) 회맹변
- **부위** 오른쪽 발바닥의 근골전연 바깥쪽, 맹장 반사구 위쪽에 위치.
- **적응증상** 소화불량, 복창, 설사, 아랫배 통증.

29) 횡결장
- **부위** 발바닥 가운데를 가로지르는 띠 모양 구역.
- **적응증상** 장염, 설사, 변비.

30) 하행결장
- **부위** 왼발 제5척골 끝에서 투골 외연을 따라 근골 앞쪽 띠 모양 구역.
- **적응증상** 설사, 변비.

31) 직장
- **부위** 오른발바닥의 근골 전연에서 띠 모양으로 된 구역.
- **적응증상** 직장염, 변비, 치질, 직장폴립, 직장암.

32) 항문
- **부위** 오른발바닥의 근골 내전방, 직장 반사구의 말단에 위치.
- **적응증상** 치질, 변비, 탈항, 항열(肛裂), 치루.

33) 심장
- **부위** 왼발바닥 제4, 5척골 사이, 폐 반사구 뒤쪽.
- **적응증상** 관심병, 심부전증, 부정맥, 심력쇠퇴, 쇼크, 불면증, 건망증, 간질병 히스테리.

34) 췌장
- **부위** 왼발바닥 제4, 5척골 사이, 심장 반사구에서 족근 방향으로 약 1cm 되는 곳.
- **적응증상** 빈혈, 식욕부진, 소화불량, 생리불순, 각종 염증, 암.

35) 생식선(고환, 난소)
- **부위** 하나는 양발바닥 근골 가운데 있고 다른 하나는 근골 외측에 있다.
- **적응증상** 남녀 성기능 저하, 불임, 유정, 발기부전, 조루증, 생리불순, 폐경, 생리통, 난소낭종, 갱년기 종합증.

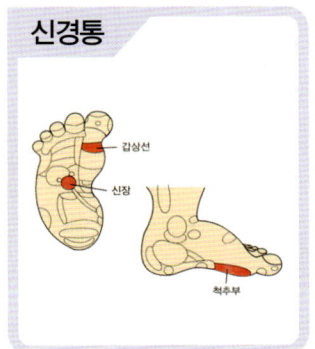

신경통

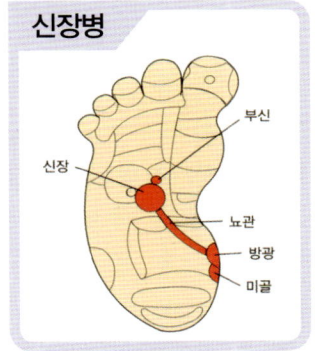

신장병

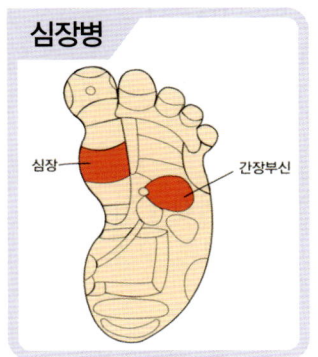

심장병

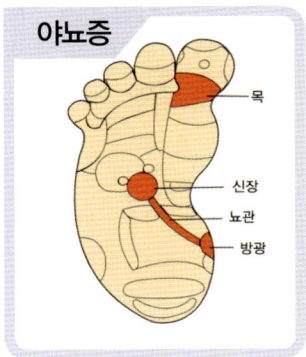

야뇨증

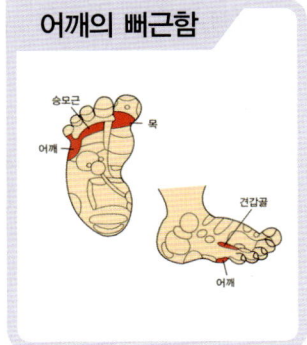

어깨의 뻐근함

3. 발 내측 반사구

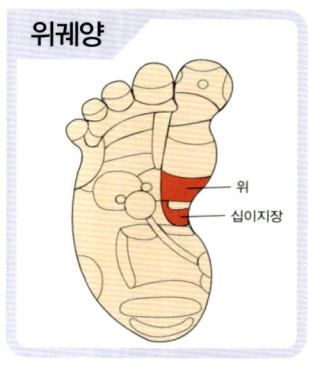

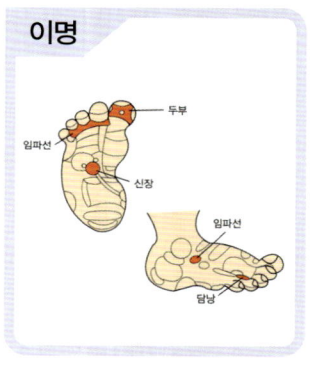

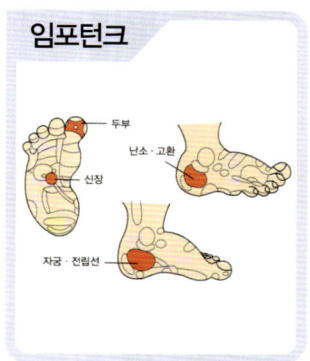

1) 경추
- **부위** 양엄지발가락 근부 내측 가로무늬 말단에 위치.
- **적응증상** 경추병, 경추강직, 경추골질증생.

2) 흉추
- **부위** 양발 궁형 내측 척골 아래, 척지 관절에서 설골 관절까지.
- **적응증상** 어깨통증, 흉추간판 돌출, 흉추골질증생 및 흉추질환.

3) 요추
- **부위** 양발의 족궁(足弓) 내측 설골부터 주골 아래까지의 구역, 위로는 흉추 반사구가 이어지고 아래로는 저골 반사구가 이어진다.
- **적응증상** 요통, 급성 허리손상, 요추간판 돌출, 요추골질증생 및 기타 요추병변.

4) 미저골
- **부위** 양발 족궁 내측 거골 아래부터 근골까지 앞으로는 요추 반사구가 이어지고 뒤로는 미골 반사구와 연결된다.
- **적응증상** 좌골신경통, 미저골 골척, 꽁무늬뼈 외상.

5) 관관절
- **부위** 양발 내, 외 복사뼈 바로 아래에 위치.
- **적응증상** 관관절통증, 좌골신경통, 요통, 관관절탈구, 하반신불수.

6) 복고구(腹股溝)

- **부위** 양발 안쪽 복사뼈 위. 복부 임파 반사구에서 위로 0.1치 되는 곳.
- **적응증상** 생식기 계통 질환, 발기부전, 조루, 유정, 불임, 성냉담증 및 헤르니아.

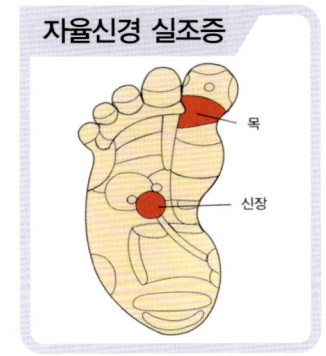

자율신경 실조증

7) 자궁, 전립선

- **부위** 양발 근골 내측, 내 복사뼈 아래 삼각형구역.
- **적응증상** 전립선비대, 빈뇨, 요도 통증, 혈뇨, 배뇨장애, 발기부전, 조루, 유정, 불임증, 자궁근종, 자궁하수, 생리통, 경관염, 갱년기종합증.

8) 요도, 질, 음경

- **부위** 족근 내측, 방광 반사구에서 거골을 거쳐 내 복사뼈 아래까지에 위치.
- **적응증상** 질염, 요도염, 요실증, 배뇨장애, 전립선염, 전립선비대.

9) 항문, 직장(이질)

- **부위** 경골(脛骨) 내측 뒤쪽과 지장 굴기건 사이에 위치, 너비는 약 4cm.
- **적응증상** 치질, 변비, 직장염, 항문파열, 직장종양.

10) 안쪽미골

- **부위** 양발 내측 근골 결절 후방 내측 L형 구역.
- **적응증상** 좌골신경통, 미골손상후유증, 치질, 두통, 족근통.

11) 좌골신경

- **부위** 양발 안쪽 복사관절부터 오금까지에 위치, 다른 한 곳은 바깥쪽 복사뼈 위에 있다.
- **적응증상** 좌골신경통, 요추간판돌출증.

4. 발 바깥쪽 반사구

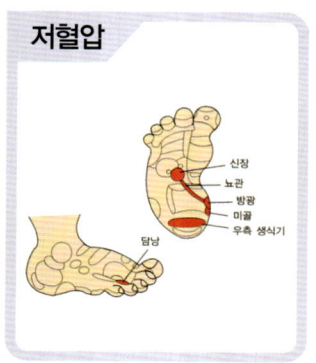
저혈압

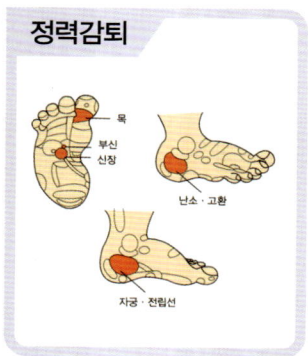
정력감퇴

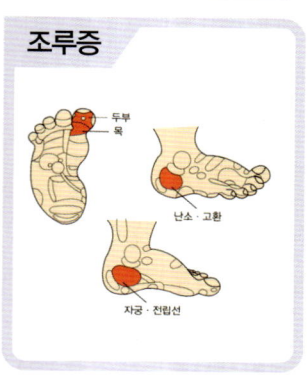
조루증

1) 어깨
- 부위 양발바닥 외측, 제5척지 관절 뒤에 위치.
- 적응증상 견주염, 견관절탈구, 경추병, 상반신불수.

2) 팔관절
- 부위 양발 외측 제5척골 융기된 부위와 투골 사이 튀어나온 관절 양측에 위치.
- 적응증상 팔관절염, 팔꿈치손상, 상반신불수.

3) 무릎관절
- 부위 양발 외측 제5척골과 근골 앞에 위치.
- 적응증상 무릎관절염, 무릎관절손상, 무릎관절통, 하반신불수 및 관관절 질환.

4) 생식선(고환, 난소)
- 부위 하나는 근골 가운데에 위치, 다른 하나는 근골외측에 위치.
- 적응증상 남녀 성기능 저하, 불임, 유정, 발기부전, 조루, 생리불순, 폐경, 생리통, 난소종낭, 갱년기종합증.

5) 하복부
- 부위 양발 외측, 종아리뼈 외후방에 위치, 복사뼈에서 위로 4cm되는 띠 모양 구역.
- 적응증상 생리불순, 생리통, 생리기불안, 복통, 복창.

6) 관관절
- 부위 양발 내, 외 복사뼈 아래에 위치.
- 적응증상 관관절통증, 좌골신경통, 요통, 관관절탈구, 하반신불수.

7) 외미골(外尾骨)

- **부위** 양발 바깥쪽, 근골 결절 후방 외측에 띠 모양 구역을 가리킨다.
- **적응증상** 좌골신경통, 미골손상 후유증, 치질, 두통, 족근통.

8) 견갑골(肩胛骨)

- **부위** 양발등 제4, 5척골 사이에서 투골까지 조금 양측으로 갈라져 있는 띠 모양 구역.
- **적응증상** 요통, 견주염, 류마티스관절염, 견관절손상, 견관절통.

9) 좌골신경

- **부위** 양발 바깥쪽 복사뼈부터 종아리뼈 뒤쪽을 따라 오금까지의 부위, 다른 한곳은 내 복사뼈 위에 위치.
- **적응증상** 좌골신경통, 요추간판돌출증.

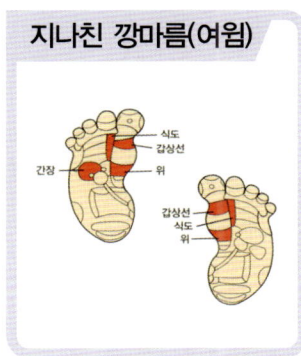

지나친 깡마름(여윔)

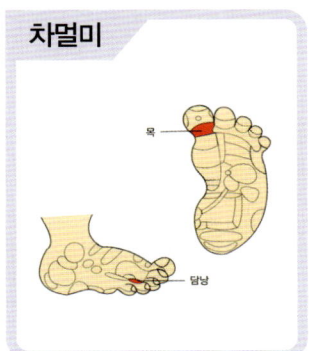

차멀미

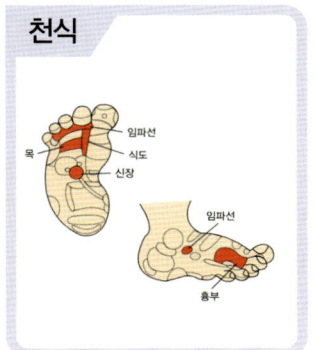

천식

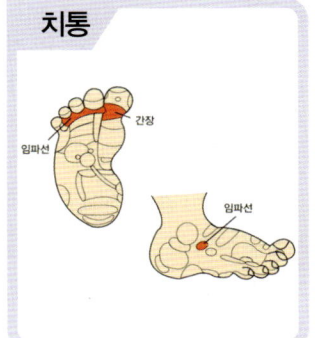

치통

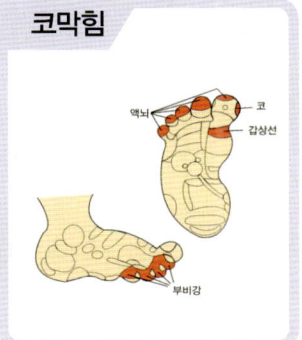

코막힘

5. 발등 반사구

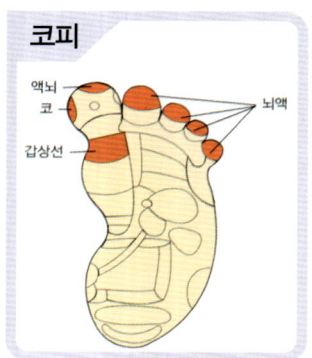

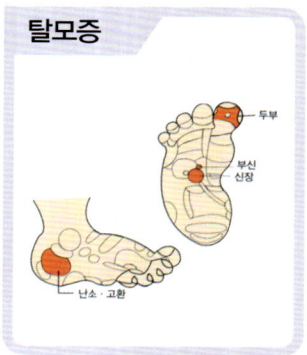

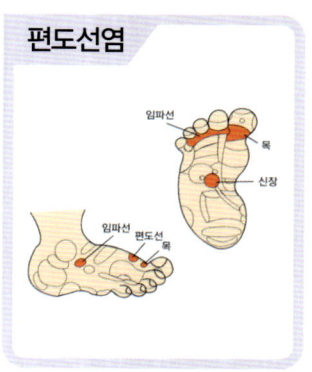

1) 상신임파선

- **부위** 양발 바깥쪽 복사뼈 앞, 거골과 주골 사이에 위치.
- **적응증상** 각종 염증, 발열, 낭종, 근종, 벌집조직염. 면역력 증강 및 항암효과 있음.

2) 하신임파선

- **부위** 양발 안쪽 복사뼈 앞, 앞 거골과 주골 사이에 위치.
- **적응증상** 각종 염증, 발열, 복사뼈 부종, 자궁근종, 벌집조직염. 면역력 증강 및 항암효과 있음.

3) 흉부임파선

- **부위** 양발 발등 제1, 2척골이 갈라진 틈 사이.
- **적응증상** 각종 염증, 발열, 낭종, 자궁근종, 가슴통증, 유발 및 흉부종양, 백혈병, 재생장애성 빈혈. 면역력 증강 및 항암효과 있음.

4) 평형기관

- **부위** 양발등 제4, 5지 사이부터 제4, 5척지관절까지에 위치.
- **적응증상** 현훈증, 고(저)혈압, 귀울림, 귀가 들리지 않는 증상, 차, 배멀미, 메니에르씨병, 평형장애.

5) 흉부

- **부위** 양발등 제2, 3, 4척골로 이루어진 구역.
- **적응증상** 유선염, 유선암, 유선낭종, 유선증생, 생리전 유방통증, 늑간신경통, 흉통.

6) 횡경막
- **부위** 양발등 척골, 설골, 투골 관절을 가로지르는 띠 모양 구역.
- **적응증상** 딸꾹질, 복창, 복통, 메슥메슥하고 구토할 때.

7) 편도선
- **부위** 양엄지발가락등 제1절지골 양측에 위치.
- **적응증상** 편도선염, 감기, 저항력 하강.

8) 아래턱
- **부위** 양엄지발가락 말절지골 가로무늬 아래에 위치, 띠 모양 구역.
- **적응증상** 치통, 잇몸염증, 구창, 아래턱 관절염, 코골이.

9) 윗턱
- **부위** 양엄지발가락 첫마디 가로무늬 위의 띠 모양으로 된 구역.
- **적응증상** 치통, 잇몸염증, 구창, 윗턱 관절염, 코골이.

10) 후두, 기관
- **부위** 후두 반사구는 발등 제1척지 관절의 외측에 위치, 기관의 반사구는 제1척골 외측에 위치.
- **적응증상** 인후염, 기관지염, 기침, 천식.

11) 늑골
- **부위** 내측 늑골 반사구는 양발등 제1설골과 주골사이에 위치, 외측 늑골 반사구는 투골, 주골과 설골 사이에 위치.
- **적응증상** 가슴이 답답하고 아픈 증상, 늑연골염, 늑간신경통.

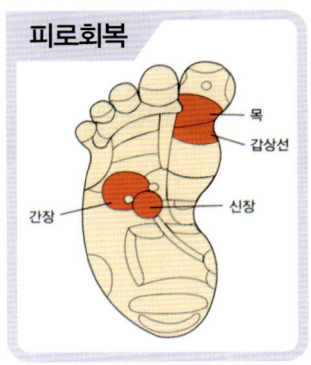
피로회복

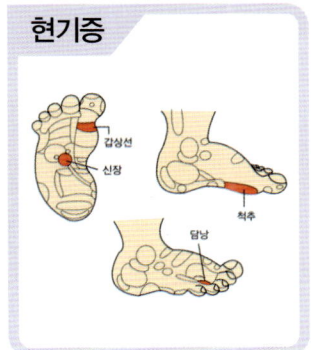
현기증

6. 발 마사지 순서

1 발바닥 반사구

① 신상선 ② 신장 ③ 수뇨관 ④ 복강신경총 ⑤ 액두 2, 3, 4, 5지포함 ⑥ 뇌하수체 ⑦ 대뇌 ⑧ 소뇌 ⑨ 삼차신경 ⑩ 코 ⑪ 목 ⑫ 눈 ⑬ 귀 ⑭ 갑상선 ⑮ 부갑상선 ⑯ 승모근 ⑰ 폐 ⑱ 왼발 : 심장, 폐, 오른발 : 간장, 담낭 ⑲ 위 ⑳ 이선 ㉑ 십이지장 ㉒ 대장 ㉓ 소장 ㉔ 생식선.

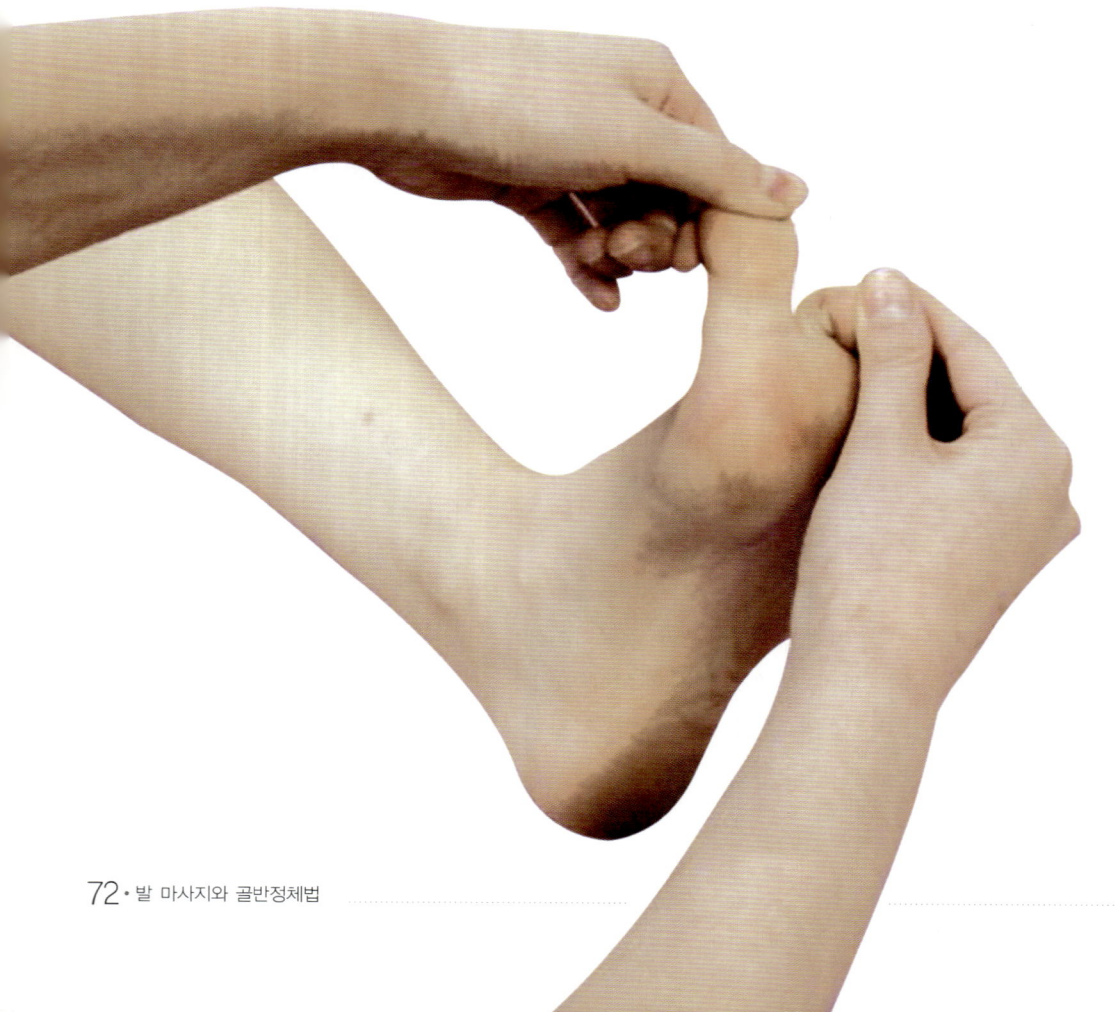

2 발 내측 반사구

① 경추 ② 흉추 ③ 요추 ④ 전추 ⑤ 내미골 ⑥ 자궁, 전립선 ⑦ 음경, 질, 요도 ⑧ 방광 ⑨ 관관절 ⑩ 항문 ⑪ 복고골 ⑫ 좌골신경.

3 발 바깥쪽 반사구

① 어깨 ② 팔관절 ③ 무릎관절 ④ 관관절 ⑤ 견갑골 ⑥ 고환, 난소 ⑦ 하복부 ⑧ 외미골.

4 발등 반사구

① 흉부임파선 ② 후두, 기관지 ③ 편도선 ④ 아래턱 ⑥ 흉부 ⑦ 평형기관 ⑧ 횡경막 ⑨ 늑골 ⑩ 상, 하신임파선.

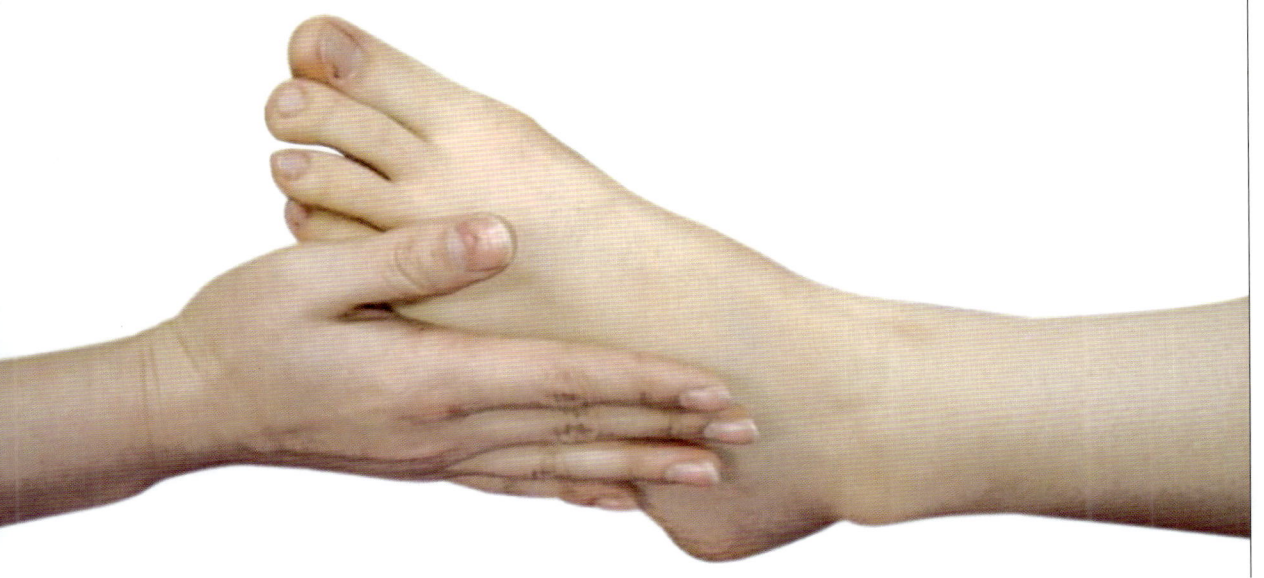

육조영의 건강한 생활 만들기

Section 3

발의
경락과 경혈

1. 족양명위경(足陽明胃經)

1) 해계(解溪)
- 부위 발등 복사뼈 관절 가로무늬 가운데, 두 힘줄 사이에 위치.
- 적응증상 두통, 현훈증, 풍전, 복창, 복통, 변비, 하체마비.

2) 충양(沖陽)
- 부위 발등의 동맥박이 뛰는 곳, 두 힘줄 사이에 위치.
- 적응증상 면풍, 면종, 치통, 간질병, 위통.

3) 함골(陷骨)
- 부위 발등 제2, 3척지 관절 뒤에 위치.
- 적응증상 얼굴, 발등, 눈, 몸이 붓는 증상, 복통, 열병, 장에서 소리 나는 증상.

4) 내정(內庭)
- 부위 발등 제2, 3지 사이 끝머리에 위치.
- 적응증상 치통, 인후종통, 구왜, 코피, 위통, 복창, 이질, 변비, 열병, 발등종통 등.

5) 여태(勵兌)
- 부위 제2지 발톱 옆 약 1cm되는 곳에 위치.
- 적응증상 코피, 콧물, 치통, 인추종통, 복창, 열병, 다몽증, 풍정(癲狂) 등.

2. 족소양담경(足少陽膽經)

1) 결골(현종, 懸鐘)
- **부위** 바깥쪽 복사뼈에서 위로 3치 되는 곳, 종아리뼈 후방에 위치.
- **적응증상** 항강(項强), 늑막염, 하체위축마비, 인후종통 등.

2) 구허(丘墟)
- **부위** 외 복사뼈앞 아래쪽, 지장신기건(趾長伸肌腱) 외측에 위치.
- **적응증상** 늑막염, 하체위축마비, 학질 등.

3) 족임읍(足臨泣)
- **부위** 제4, 5척골이 합하는 앞부분, 제5지 신기건 외측에 위치.
- **적응증상** 눈, 발등 종통, 늑막염, 생리불순, 야뇨병, 유옹(한), 임파절 종대, 학질 등.

4) 지오회(地五會)
- **부위** 제4, 5척골 사이에 위치, 제5지 신기건 내측 부위.
- **적응증상** 두통, 목적, 귀울림, 늑막염, 유방통증, 내상토혈, 발등종통 등.

5) 협계(俠溪)
- **부위** 발등 제4, 5지 사이 끝머리에 위치.
- **적응증상** 두통, 현훈증, 귀울림, 귀가 들리지 않는 증상, 목적종통(目赤腫痛), 늑막염, 열병, 유옹(乳癰) 등.

6) 족교음(足竅陰)
- **부위** 네 번째 발가락 외측, 발톱 옆 약0.1치 되는 곳에 위치.
- **적응증상** 두통, 목적종통, 귀가 들리지 않는 증상, 인후종통, 열병, 실면증, 늑막염, 딸국질, 생리불순 등.

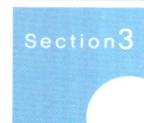

3. 족태양방광경(足太陽膀胱經)

1) 곤륜(崑崙)
- 부위 바깥쪽 복사뼈와 근건 사이에 위치.
- 적응증상 두통, 항강(項强), 어지럼증, 코피, 간질병, 난산, 요미저통증, 발뒤축통증 등.

2) 부삼(俯參)
- 부위 곤륜혈 수직 아래, 적백육(赤白肉)의 경계선에 위치.
- 적응증상 하체위축마비, 족근통, 간질병 등.

3) 신맥(申脈)
- 부위 바깥쪽 복사뼈 밑에 위치.
- 적응증상 두통, 현훈증, 간질병, 불면증, 허리, 다리가 쑤시고 아픈 증상.

4) 금문(金門)
- 부위 신맥혈(申脈穴)과 경골혈(京骨穴)이 연계되는 중간 지점, 투골 외측 패여 있는 곳에 위치.
- 적응증상 두통, 간질병, 소아경풍, 요통, 하체 위축마비, 외 복사뼈옹(종기) 등.

5) 경골(京骨)
- 부위 제5척골의 두껍게 융기한 부위 밑에 적백육(赤白肉) 경계선에 위치.
- 적응증상 두통, 항강, 목적종통, 간질병, 요통 등.

6) 속골(束骨)
- **부위** 제5척골 끝머리, 적백육의 경계선에 위치.
- **적응증상** 두통, 항강, 목적종통, 간질병, 요통 등.

7) 족통곡(足通谷)
- **부위** 제5척지 관절 앞부분, 적백육의 경계선에 위치.
- **적응증상** 두통, 항강, 목적종통, 간질병, 코피 등.

8) 지음(至陰)
- **부위** 제5지 외측 발톱 옆 약 0.1치 되는 곳에 위치.
- **적응증상** 태아위치 불정상, 난산, 두통, 코막힘, 코피 등.

4. 족태음비경(足太陰脾經)

1) 상구(商丘)
- **부위** 안쪽 복사뼈 전방 아래에 위치.
- **적응증상** 복창, 설사, 변비, 황달, 복사뼈 통증 등.

2) 공손(公孫)
- **부위** 제1척골 밑부분, 적백육 경계선에 위치.
- **적응증상** 위통, 구토, 복통, 이질 등.

3) 태백(太白)
- **부위** 제1척골 튀어나온 부위의 뒤쪽, 적백육 경계선.
- **적응증상** 위통, 복창, 설사, 변비, 치질, 무좀 등.

4) 대도(大都)
- **부위** 엄지발가락 내측 제1척지 관절 앞, 적백육 경계선에 위치.
- **적응증상** 복창, 위통, 구토, 설사, 변비, 열병 등.

5) 은백(隱白)
- **부위** 엄지발가락의 내측 발톱 옆 약 0.1치 되는 곳에 위치.
- **적응증상** 복창, 혈변, 혈뇨, 생리과다증, 자궁출혈, 다몽증, 경풍(경기)등.

5. 족궐음간경(足厥陰肝經)

1) 중봉(中封)
- 부위 안쪽 복사뼈 앞 1촌, 경골 앞 기근의 안쪽에 위치.
- 적응증상 헤르니아, 유정, 소변장애, 복통 등.

2) 태충(太沖)
- 부위 발등 제1, 2척골이 합하는 앞에 위치.
- 적응증상 두통, 현훈증, 목적종통, 늑막염, 안면신경마비, 유뇨증, 헤르니아, 자궁출혈, 생리불순, 간질병, 딸국질, 소아경기, 하체근육위축마비 등.

3) 행간(行間)
- 부위 발등 제1, 2지 사이 갈라진 부위에 위치.
- 적응증상 두통, 현훈증, 안면신경마비, 늑막염, 유뇨증, 헤르니아, 자궁출혈, 생리불순, 생리통, 대하증, 간질병, 딸꾹질, 소아경기, 하체근육위추마비, 중풍후유증 등.

4) 대돈(大敦)
- 부위 엄지발가락 외측 발톱 옆 약 0.1촌 되는 곳에 위치.
- 적응증상 헤르니아, 유뇨증, 폐경, 자궁출혈, 자궁하수, 간질병 등.

6. 족소음신경(足少陰腎經)

1) 조해(照海)
- 부위 안쪽 복사뼈 밑에 위치.
- 적응증상 생리불순, 대하증, 자궁하수, 요빈, 소변장애, 변비, 인후건통, 간질병, 불면증 등.

2) 수천(水泉)
- 부위 태계혈(太溪穴) 수직 아래에 위치.
- 적응증상 생리불순, 생리통, 폐경, 자궁하수, 소변장애 등.

3) 대종(大鐘)
- 부위 태계혈(太溪穴) 아래 0.1촌 뒤쪽에 위치.
- 적응증상 방광 결석증, 야뇨증, 변비, 각혈, 천식, 치매, 족근통 등.

4) 태계(太溪)
- 부위 안쪽 복사뼈와 근건 사이 움푹 패여 있는 곳.
- 적응증상 생리불순, 유경, 발기부전, 요빈, 변비, 당뇨병, 각혈천식, 인후종통, 치통, 불면증, 귀가 울리고 들리지 않는 증상 등.

5) 연곡(然谷)
- 부위 족주골의 융기된 부위 아래에 위치.
- 적응증상 생리불순, 대하증, 우정, 당뇨병, 설사, 각혈, 인후종통, 소변장애 등.

6) 용천(涌泉)
- 부위 발바닥(발가락 제외)앞 1/3되는 곳, 척골을 굽혔을 때 패인 부위 (그림17).
- 적응증상 두통, 어지럼증, 불면증, 인후종통, 변비, 소변장애, 소아경기, 광증, 졸도 등.

7. 경외기혈(經外奇穴)

1) 팔풍(八風)
- 부위 발등 각 발가락 사이에 위치, 좌우 모두 8개.
- 적응증상 무좀, 지통, 발등 종통 등.

2) 기단(氣端)
- 부위 10족 지첨단 발톱에서 0.1촌 거리에 위치, 좌우 모두 10개.
- 적응증상 중풍, 발등홍종, 무좀 등.

3) 독음(獨陰)
- 부위 발바닥에서 두 번째 발가락의 가로무늬 가운데 부위.
- 적응증상 헤르니아, 생리불순 등.

4) 이내정(里內庭)
- 부위 발바닥 제2, 3지 사이, 내정혈(內庭穴)과 대칭된 지점.
- 적응증상 발가락 통증, 소아경기, 간질병, 급성위통 등.

육조영의 건강한 생활 만들기

Section 4

발 마사지의
주요기법

Section 4

1 발바닥, 발등 경찰법

- **효능** 몸의 붓기를 없애준다.
- **부위** 발바닥, 발등
- **시술법**

　두 손으로 발의 양측을 잡는데 모지는 발바닥에 놓고 나머지 네 손가락은 발등에 놓고 아래위로 10번정도 쓰다듬어준다.

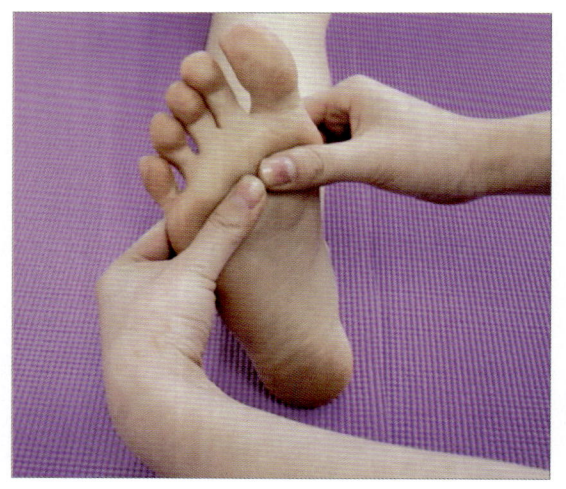 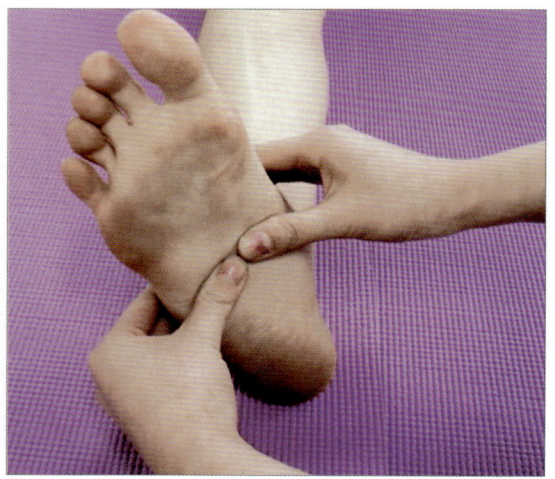

- **요령**

　발가락으로부터 발뒤축 방향으로 왕복하며 쓰다듬어준다.

2 신상선 압유념법

- **효능** 신상선 수질호르몬과 신상선 피질호르몬의 분비를 조절하고 신진대사와 고혈압을 조절한다.
- **부위** 양 발바닥 제2척골과 제3척골 사이, 발바닥의 '人'자가 연접하는 부위.
- **시술법** 모지 지단으로 신상선반사구를 약 1분 간 점압한다.
- **요령**
  수직 방향으로 약 – 중 – 약으로 하고 피시술자에 따라 강약을 조절한다.

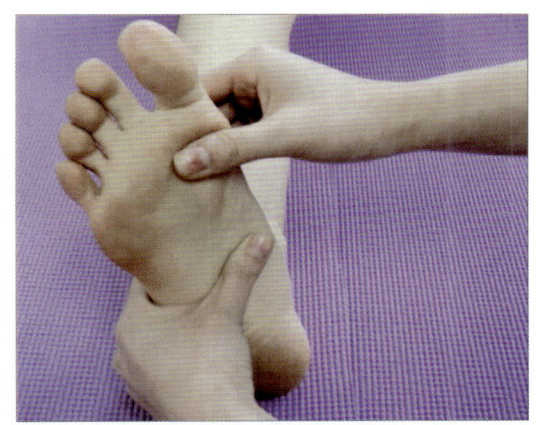

3 신장 반사구 압박법

- **효능** 유독물을 배설시키고 수액대사를 조절한다.
- **부위** 양발바닥 중앙, 신상선 반사구 아래 약 한손가락 너비 되는 곳.
- **시술법** 신상선 반사구와 같음.
- **요령** 신상선 반사구와 같다.

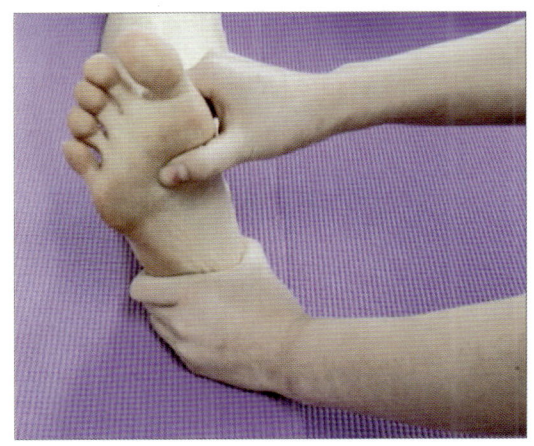

4 수뇨관 반사구 마찰법

- **효능** 요액을 신장에서 방광으로 수송한다.
- **부위** 양발바닥의 신장 반사구에서 방광 반사구까지의 호선형 구역.
- **시술법** 모지 지복으로 수뇨관 반사구를 10~15번 정도 밀어준다.

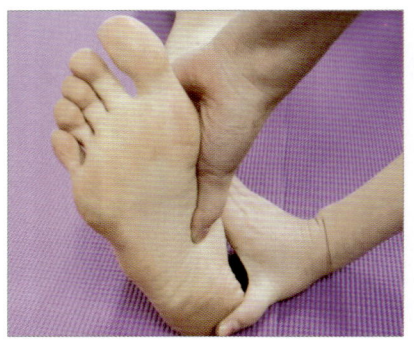 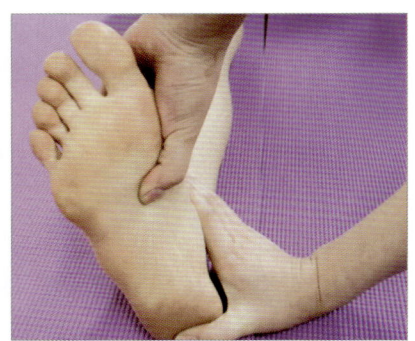

- **요령**
1) 족심에서 족근 방향으로 밀어준다.
2) 강찰법을 사용한다.

5 방광 반사구 압박법

- **효능** 요액을 저장해준다.
- **부위** 양발의 내측 주골 아래 고전근 옆에 위치.
- **시술법** 신상선 반사구와 같다.
- **요령** 신상선 반사구와 같다.

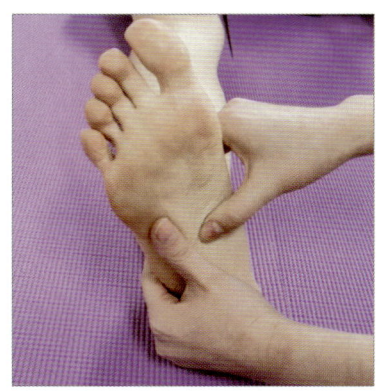

6 복강신경총 반사구 압박법

- **효능** 복강 내 각 기관의 활동을 조절한다.
- **부위** 양발바닥 중심, 신장 반사구와 위 반사구 부근에 분포.
- **시술법** 신상선 반사구와 같다.
- **요령** 신상선 반사구와 같다.

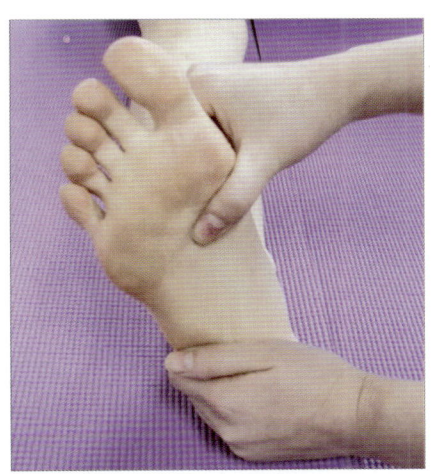

7 발바닥 지두, 수근 경찰법

- **효능** 발을 따뜻하게 하고 해열하며 막힌 기를 해소하고 혈을 돕는다.
- **부위** 발바닥
- **시술법** 한 손으로 발등을 잡아 고정시키고 다른 손바닥으로 발바닥을 빠른 속도로 열이 날 때까지 마찰한다.

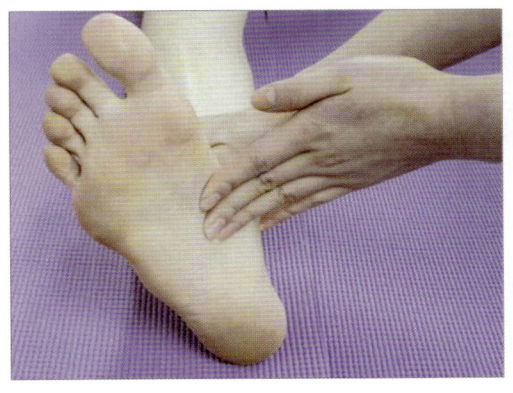 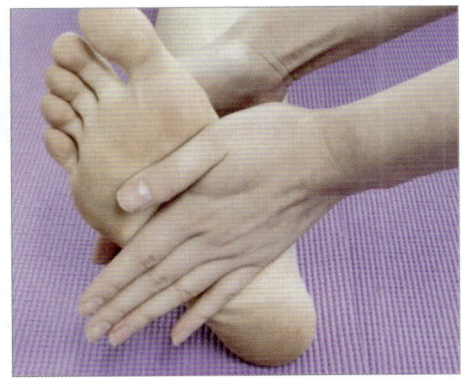

- **요령** 족심을 중점적으로 마찰한다.

8 지단 압박법

- **효능** 머리를 맑게 한다.
- **부위** 발가락 지단
- **시술법**

  한 손으로 발을 잡아 고정하고 다른 손의 모지 지첨으로 지단을 먼저 눌렀다가 다시 문질러주기를 5~6회 반복한다.

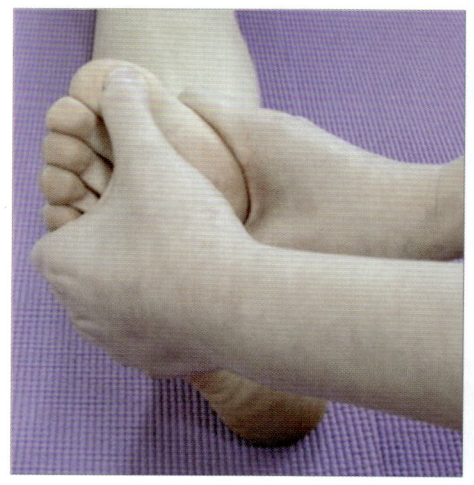 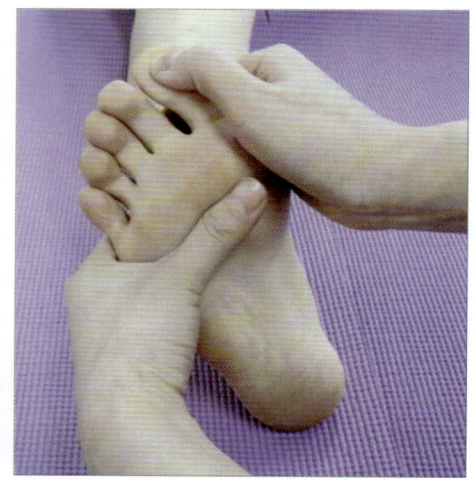

- **요령**

  1) 엄지발가락부터 천천히 해주어야 한다.
  2) 피시술자가 감당할 수 있을 정도로 하며 엄지발가락은 좀 세게 마사지한다.

9 이지(二指) 압박법

- **효능** 정신이 맑아진다.
- **부위** 각 발가락 발톱 양측
- **시술법** 한 손으로 족지근부를 잡아 고정시키고 다른 한손의 모지와 식지 지첨으로 발톱 양측을 집게처럼 짚어 눌러준다. 매 발가락 3~5번 시술한다.
- **요령**
  1) 피부가 손상되지 않게 눌러주어야 한다.
  2) 눌러준 다음에는 반드시 문질러주어서 자극을 완화시켜주어야 한다.
  3) 모지발가락부터 차례로 시술해야 한다.

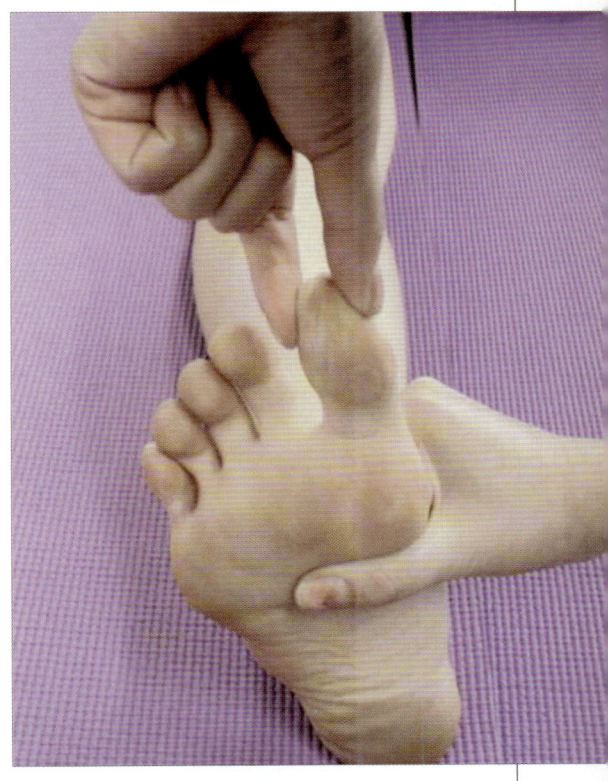

10 족지 회전 유념법

- **효능** 근육을 바로잡아준다.
- **부위** 발가락
- **시술법** 모지, 식지 지복으로 발가락을 잡아 돌리면서 문질러준다. 매 발가락 3~5번 시술한다.
- **요령**
  1) 지근으로부터 지단으로 회전유념하며 새끼발가락으로부터 시술한다.
  2) 지단은 압박 후 시술해야 한다.

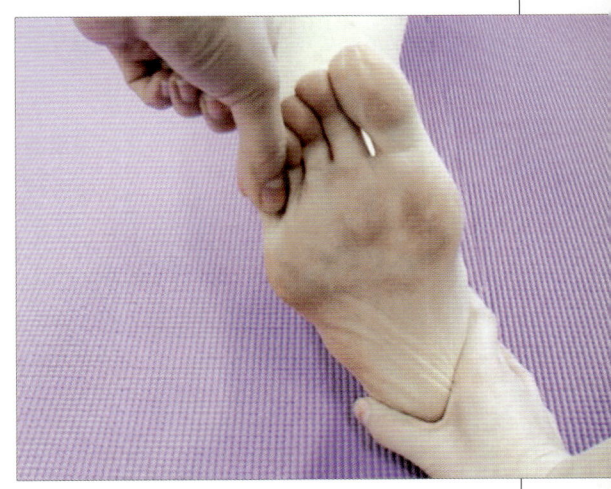

11 발가락 신전법

- **효능** 발가락이 잘 움직이도록 도와준다.
- **부위** 발가락
- **시술법** 양손의 모지, 식지로 이웃한 두 발가락을 잡고 좌우와 앞뒤로 3~5번 정도 신전시킨다.

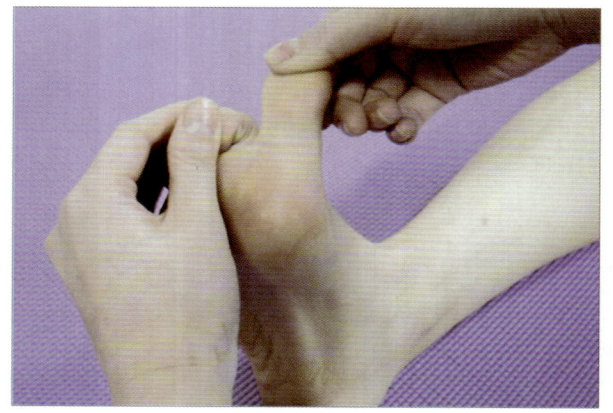
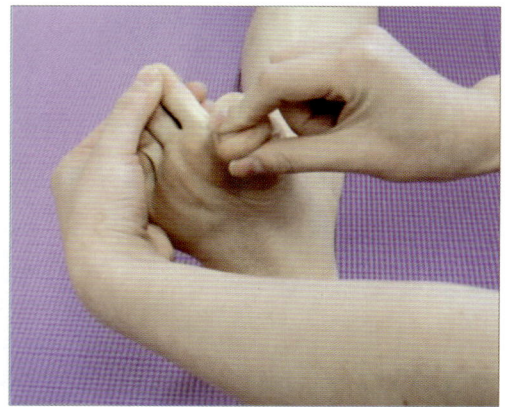

- **요령**
  1) 엄지발가락부터 시술한다.
  2) 힘을 잘 조절하여 발가락이 손상되는 일이 없도록 해야 한다.

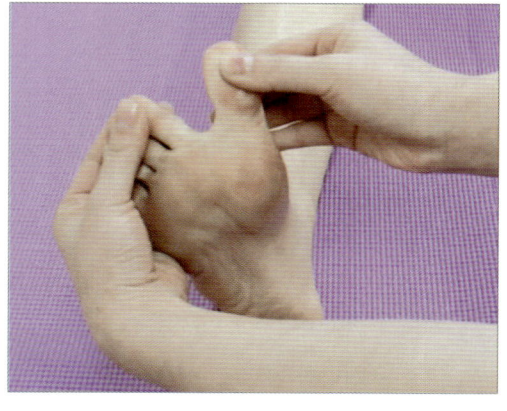

12 발가락 사이 압박 유념법

- **효능** 피로 해소.
- **부위** 발가락 사이
- **시술법** 모지, 식지 지단으로 발가락 사이를 잡고 5~10번 짜내듯이 주물러준다.
- **요령**
  1) 먼저 모지로 압박한 후 엄지, 식지로 주물러준다.
  2) 천천히 시술해야 한다.

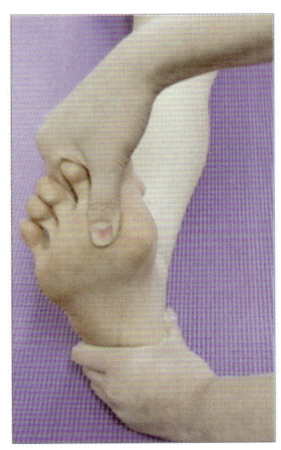 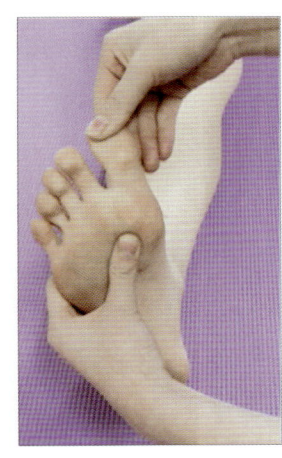

13 발가락 회전법

- **효능** 관절을 원활하게 해준다.
- **부위** 발가락
- **시술법** 한 손으로 발을 잡아 고정하고 다른 손 모지, 식지로 발가락 지단을 잡고 좌우로 원을 그리며 3~5번 정도 돌려준다.
- **요령**
  1) 천천히 돌려주어야 한다.
  2) 돌릴 때 작은 원으로부터 큰 원으로 돌린다.

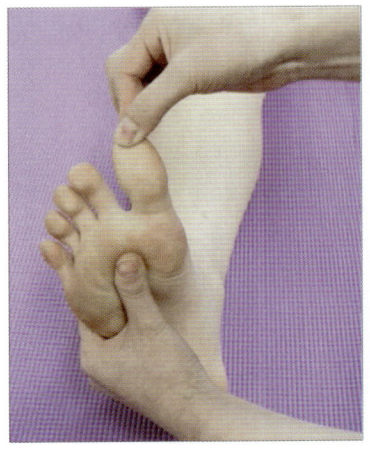 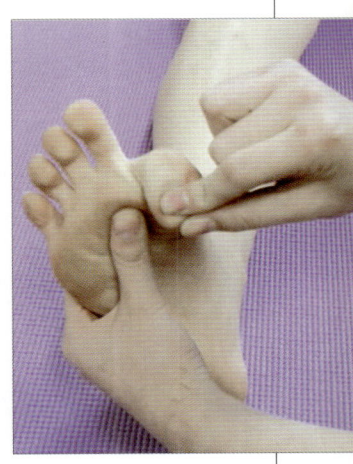

14 발가락 오지(五指) 압박법

- 효능 발 관절을 원활하게 하고 통증을 해소한다.
- 부위 발가락
- 시술법 한 손으로는 발을 잡고 다른 한 손 다섯 손가락을 모든 발가락 사이에 꽉 끼우고 발등 방향으로 3~5번 압박한다.
- 요령 힘을 알맞게 써야 한다.

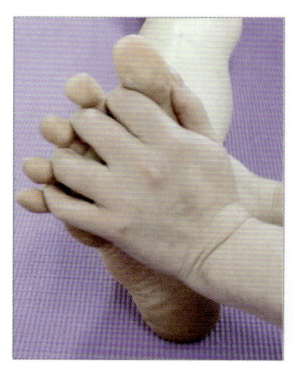 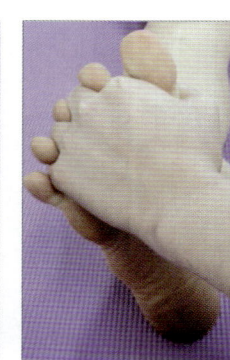

15 발가락 모지 압박법

- 효능 발 관절을 원활하게 한다.
- 부위 발가락
- 시술법 두 모지로 발가락을 차례로 눌러주면서 지단 방향으로 미끄러지듯이 3~5회 정도 튕겨준다.
- 요령
  1) 발등 방향으로 눌러주어도 되고 발바닥 방향으로 눌러주어도 된다.
  2) 탄력 있게 튕겨주어야 한다.

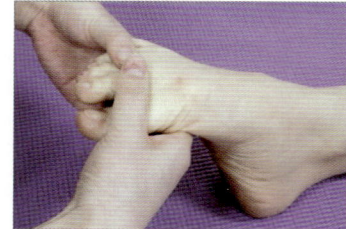 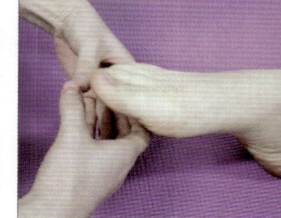

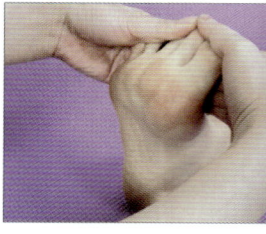

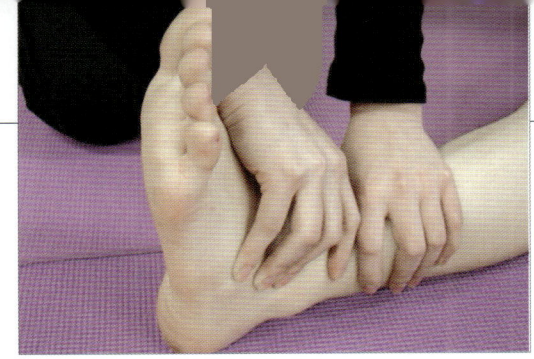

16 발가락 유념 신전법

- **효능** 근육과 맥의 흐름을 원활하게 하고 관절을 편안하게 한다.
- **부위** 발가락
- **시술법** 한 손으로 발목을 잡아 고정 하고 다른 손바닥으로 발목부터 발가락까지 쓰다듬어주다가 식지와 중지 사이에 발가락을 끼워 넣고 흔들어주면서 뽑아주는데 이때 두 손가락이 부딪히면서 소리가 난다. 한 발가락을 1~2번 시술한다.
- **요령**
  1) 모지부터 시술하며 쓰다듬고 뽑아주는 동작은 빠르면서도 연관성이 있어야 한다.
  2) 발가락을 마구 잡아당기지 말아야 한다.

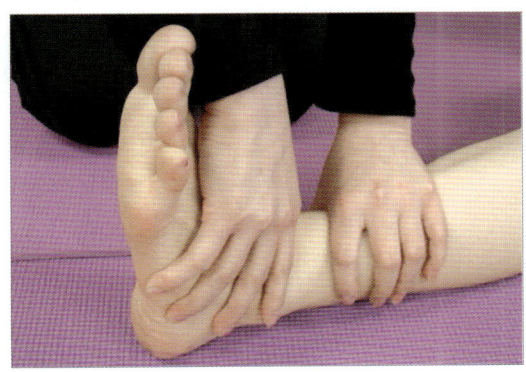

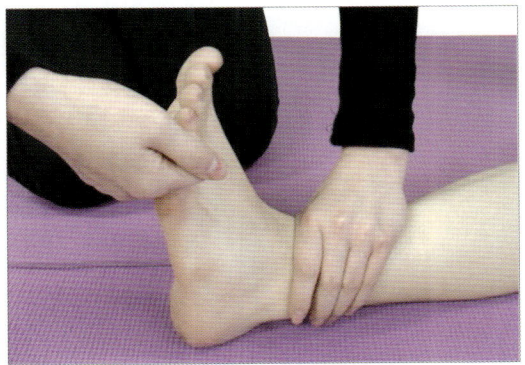

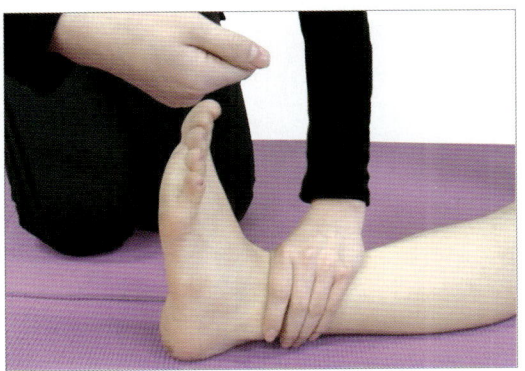

Section 4

17 발바닥 마찰법

- **효능** 발의 혈액순환을 원활하게 해준다.
- **부위** 발바닥
- **시술법** 두 손의 모지 지복으로 가운데부터 양쪽으로 나누어 밀어주는 기법.
- **요령**
  1) 발가락 근부부터 족근까지 내려가면서 밀어준다.
  2) 양손의 힘은 고르게 써야 하며 부드럽게 한다.

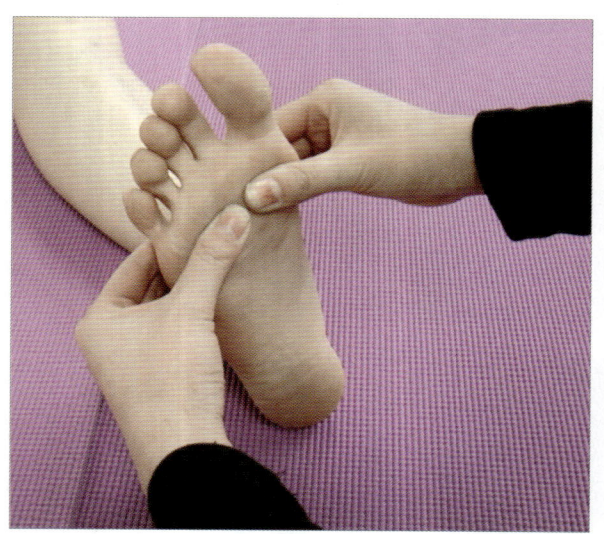
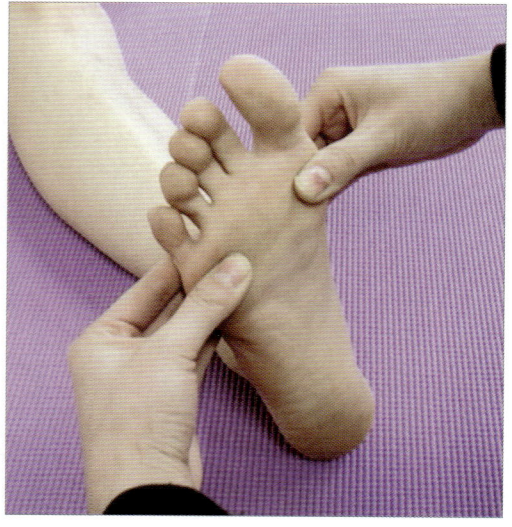

18 발바닥 모지두 경찰법

- **효능** 근육을 느슨하게 풀어주고 기혈을 조화시킨다.
- **부위** 발바닥
- **시술법** 양손을 발바닥 가운데에 놓고 양쪽으로 갈라주면서 경찰한다. 3~5번 시술.
- **요령**
  1) 양손의 힘은 고르고 적당히 써야 한다.
  2) 천천히 시술해야 한다.

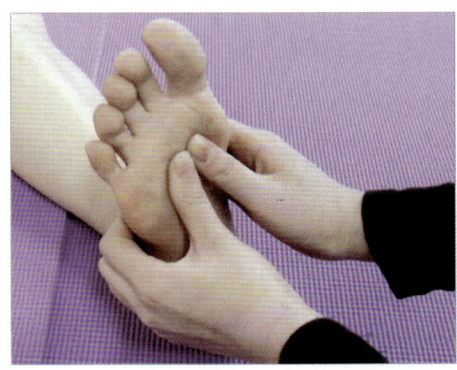
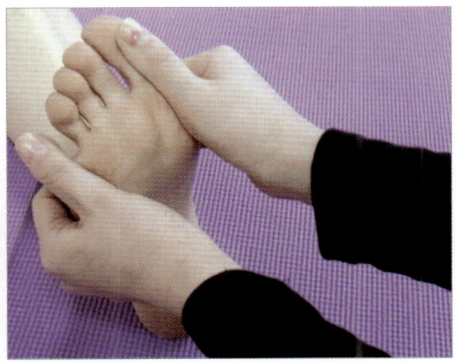
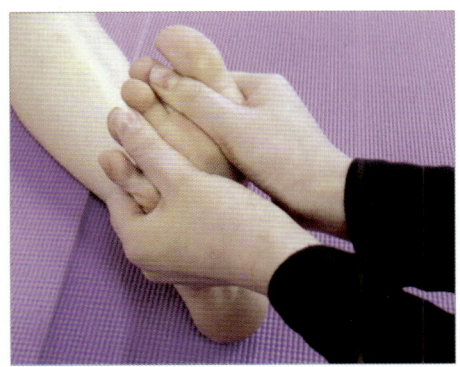

19 발바닥 모지두 신전 압박법

- **효능** 경락의 흐름을 원활하게 한다.
- **부위** 발바닥
- **시술법** 양 모지 지단으로 발바닥을 점압한다. 발바닥의 가운데를 먼저 시술하고 나중에 양측을 시술하는 순서로 발바닥 전체를 점압한다.
- **요령**
  1) 밑으로 내려오면서 빠뜨리지 말고 차례로 점압한다.
  2) 천천히 시술하고 힘을 고르게 써야 한다.

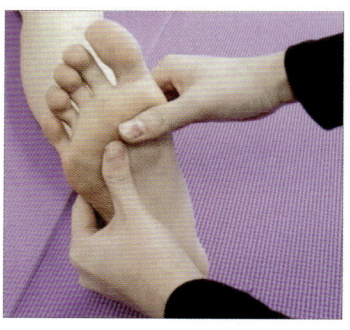 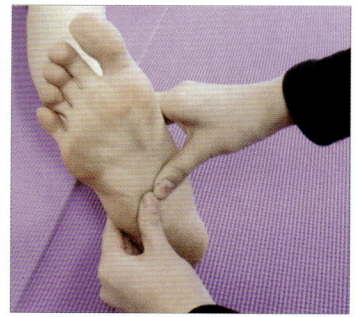

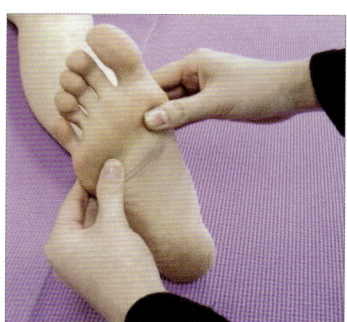 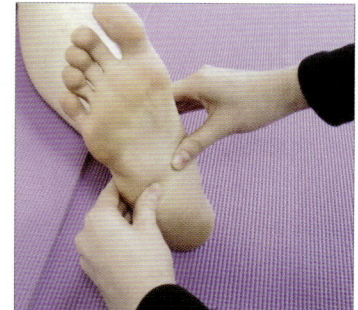

20 발바닥 모지 압박법

- **효능** 근육의 뭉침을 풀어주고 기혈의 흐름을 원활하게 한다.
- **부위** 발바닥
- **시술법** 모지 지복으로 발바닥을 차례로 압박한다.
- **요령**
  1) 가운데부터 양쪽으로, 위에서 밑으로의 순서로 발바닥 전체를 두 모지를 사용하여 번갈아가면서 압박한다.
  2) 점차 강하게 지속적으로 압을 넣어야 한다.

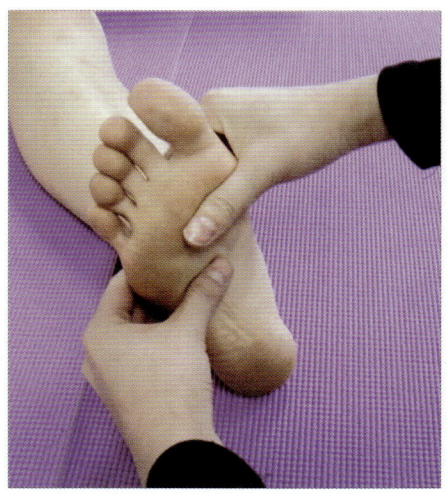 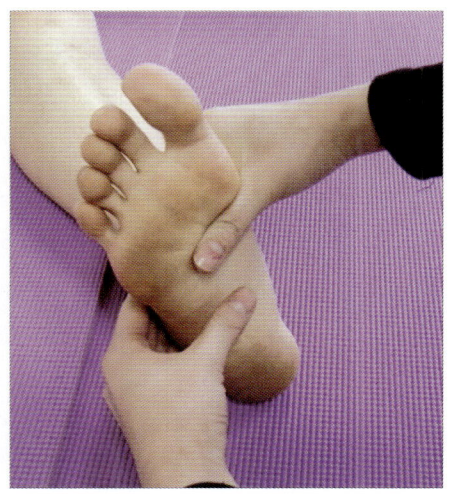

Section 4

21 발바닥 수권 마찰법

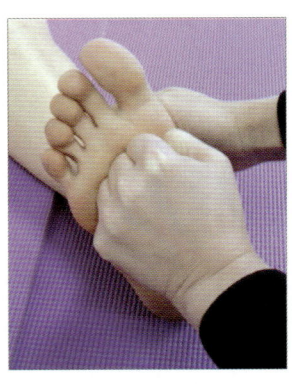

- **효능** 기근을 정리하고 발의 혈행을 원활히 해준다.
- **부위** 발바닥
- **시술법** 한 손은 발목을 잡아 고정하고 다른 손은 주먹을 쥐고 제2지간 관절로 발바닥을 문지른다.
- **요령**
  1) 위에서 밑으로 족근까지 시술한다.
  2) 천천히 시술하고 힘은 그르게 쓰고 지속적이어야 한다.

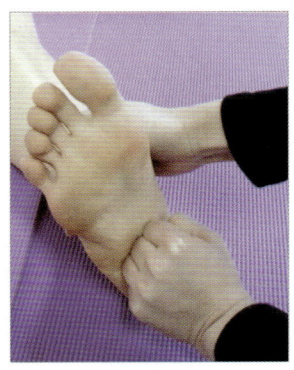

22 발바닥 모지 신전 압박법

- **효능** 근육의 뭉침을 해소하고 혈액의 흐름을 원활하게 한다.
- **부위** 발바닥
- **시술법** 한 손은 발을 잡아 고정, 다른 모지 지복으로 발바닥을 압박하면서 주무른다.
- **요령**
  1) 왼쪽으로부터 오른쪽으르 주물러 주면서 밑으로 이동한다.
  2) 힘은 고르게 쓰고 천천히 이동해야 한다.

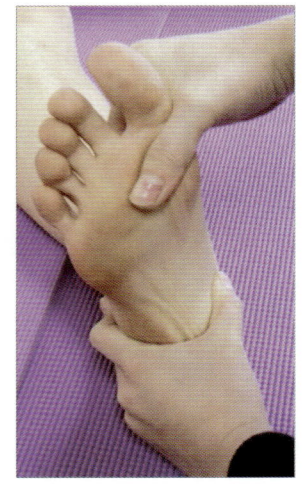

23 족근 압유념법

- **효능** 신장을 보호하며 허리를 건강하게 해준다.
- **부위** 족근
- **시술법** 모지 지복을 족근부에 놓고 30초 점압 유념한다.
- **요령**
  1) 시계방향 또는 반대방향으로 시술한다.
  2) 천천히 강하게 시술해야 한다.

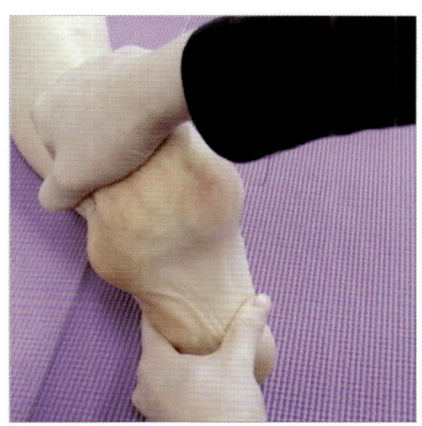

24 주먹 회전 압박법

- **효능** 긴장된 근육을 풀어주고 기혈을 조화롭게 한다.
- **부위** 발바닥

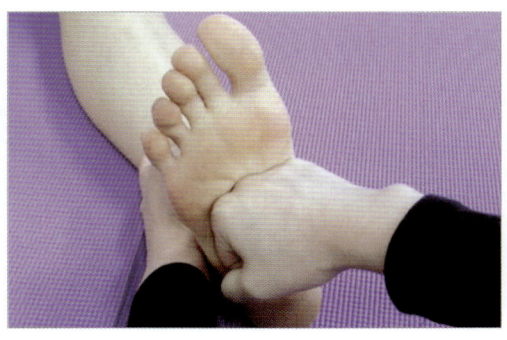 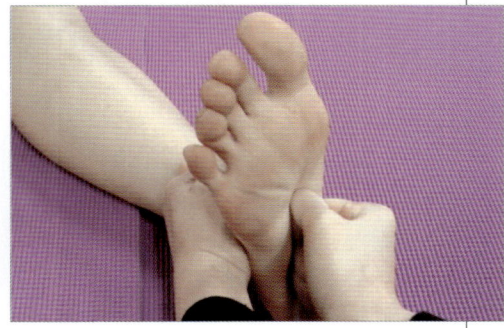

- **시술법** 주먹면으로 발바닥을 좌우 원을 그리며 5~10번 눌러준다.
- **요령**
  1) 위에서부터 시작한다.   2) 지속적으로 누르면서 천천히 돌려주어야 한다.

Section 4

25 발 꺾기

- **효능** 발 근육을 정리해준다.
- **부위** 족횡궁(足橫弓)
- **시술법** 양손의 네 손가락으로 발등을 잡고 모지로 발바닥의 횡궁을 잡아 발을 3~5번 휘여 주는 것처럼 한다.
- **요령**
  1) 네 손가락은 발바닥 방향으로 눌러주고 엄지는 반대 방향으로 눌러준다.
  2) 천천히 지속적이고도 알맞게 힘을 써야 한다.

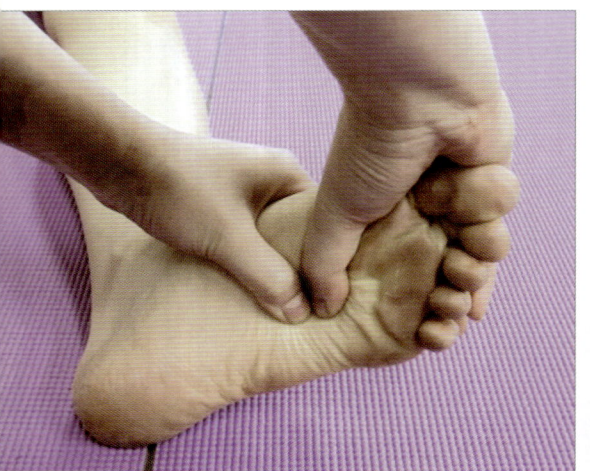 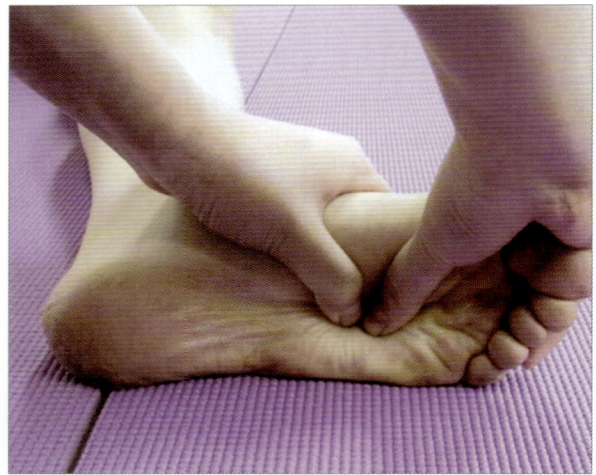

26 횡궁(橫弓) 유념 마찰법

- **효능** 경혈의 소통을 원활하게 하여 근육의 뭉침을 해소한다.
- **부위** 발바닥 횡궁
- **시술법** 양손의 네 손가락으로 발등을 잡아 고정하고 모지지복으로 발바닥 횡궁을 잡고 강찰한다.
- **요령**

1) 발의 외측부터 내측으로 밀어준다.
2) 두 모지의 힘은 고르게 쓰고 부드러워야 한다.

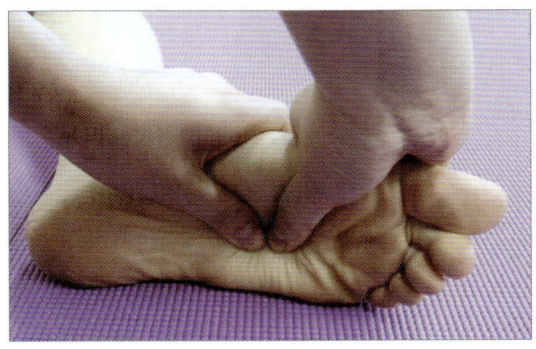

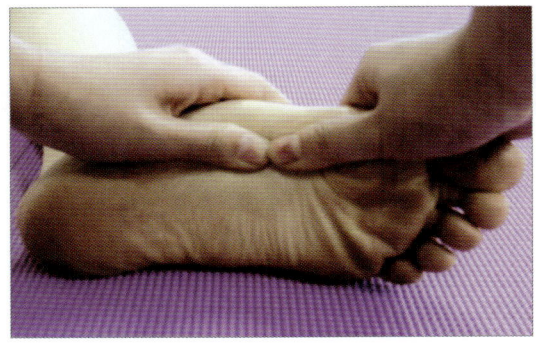

27 발등 마찰법

- **효능** 경혈의 흐름을 원활하게 하여 근육의 뭉침을 해소한다.
- **부위** 발등과 발목
- **시술법** 모지 지복으로 발등의 척골 사이를 발목까지 3~5번 밀어 준다.
- **요령**
  1) 엄지발가락부터 시술한다.
  2) 힘을 고르게 쓰며 막힘없이 밀어주어야 한다.

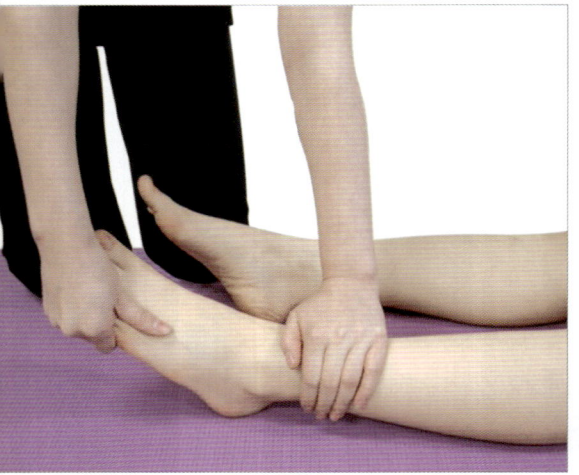 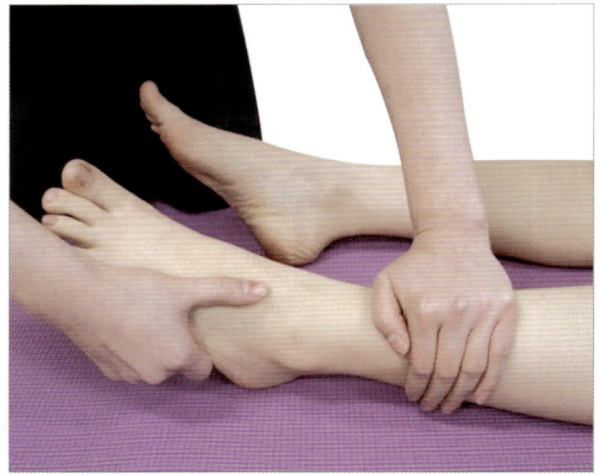

28 발등 압박법

- **효능** 기를 바로잡고 근육을 풀어주며 붓기와 통증을 없애준다.
- **부위** 발등
- **시술법** 두 모지 지복으로 발등의 양측을 누르면서 주무른다. 한 손으로 시술해도 된다.
- **요령**
  1) 각 척골 사이를 따라 내려가면서 주무른다.
  2) 부드럽게 시술해야 한다.

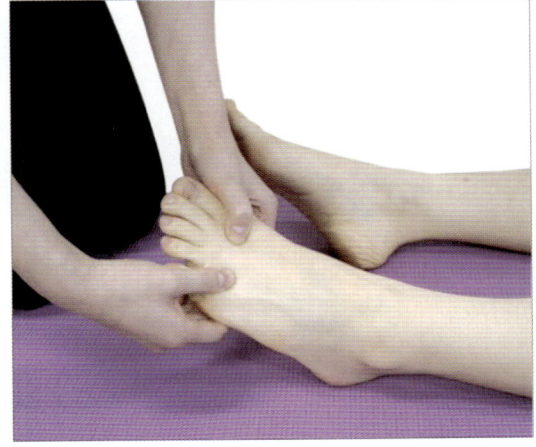 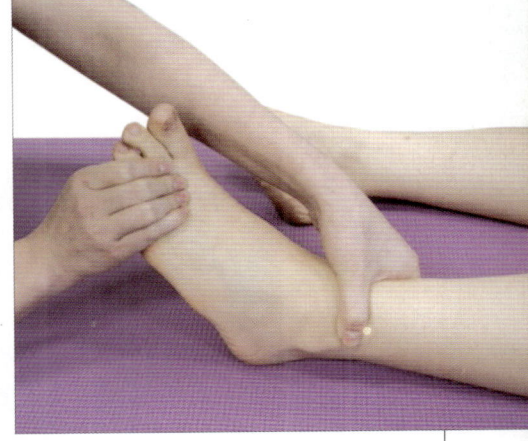

Section 4

29 발등 모지 경찰법

- **효능** 근육의 뭉침을 해소하고 경혈의 흐름을 활성화한다.
- **부위** 발등

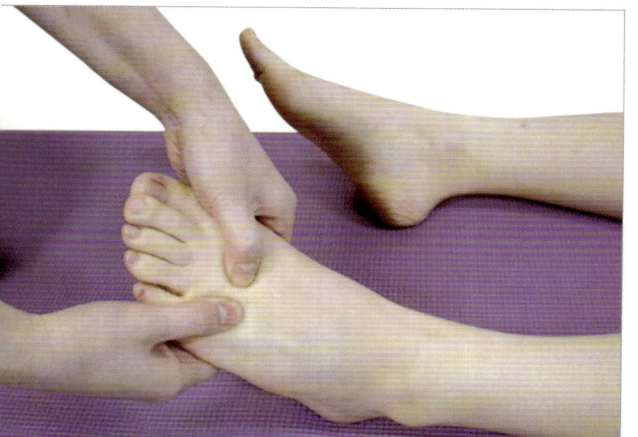
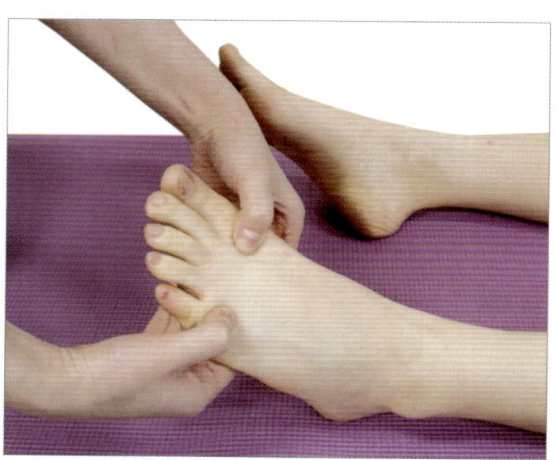

- **시술법** 두 모지 지복을 발등 가운데 각각 놓고 양측으로 닦아내듯이 여러 번 문질러준다.
- **요령**
  1) 위에서부터 시술한다.
  2) 양손의 힘은 고르게 써야 한다.

30 발 유념 회전법

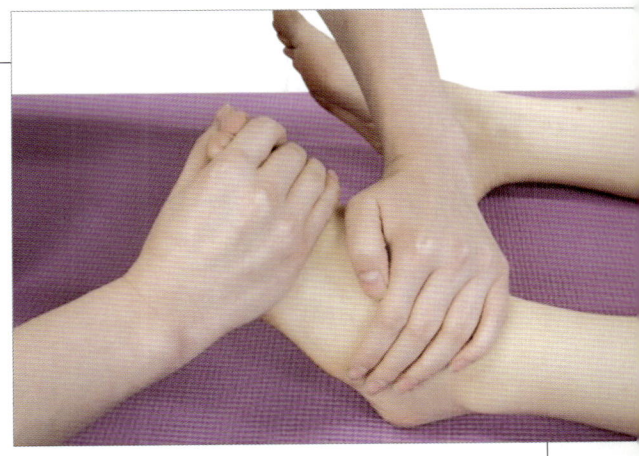

- **효능** 근육과 골격을 바로잡고 혈행을 원활히 한다.
- **부위** 발등
- **시술법** 양손의 네 손가락으로 발등을 잡고 모지는 발바닥을 잡아 3~5번 발을 수건 짜듯이 비틀어 준다.
- **요령**
  1) 발목 부위부터 시술하여 발가락 끝을 거쳐 끝내준다.
  2) 양손은 반대 방향으로 힘을 쓰며 양측으로 미끄러지면서 움직인다.

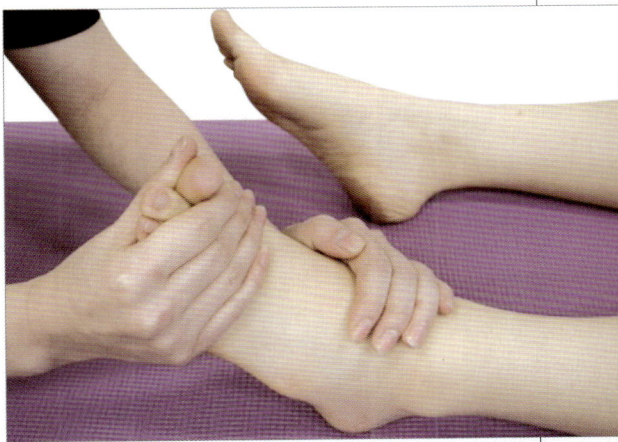

31 발목 견인법

- **효능** 근육과 관절을 바로 잡는다.
- **부위** 발목
- **시술법** 한 손으로는 족근 부위을 잡고 다른 손바닥으로 발등을 감싸 쥐고 아래로 30초 간 견인한다.
- **요령**
  1) 피시술자는 발목을 느슨하게 한다.
  2) 지속적으로 잡아당기고 중도에 멈추지 말아야 하며 시술을 마칠 때는 아래로 살짝 뽑아 당겨준다.

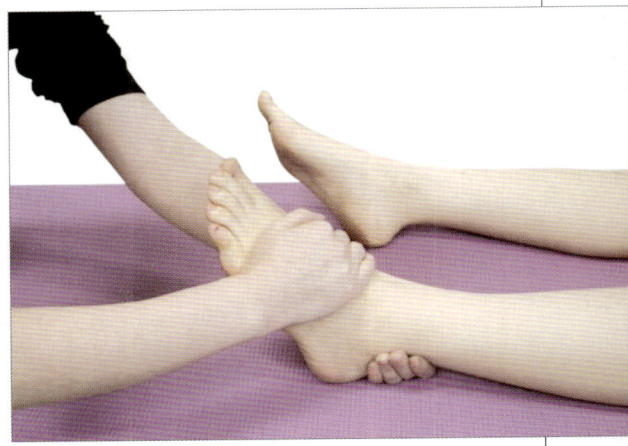

32 발목 좌우 회전법

- **효능** 발의 근육을 풀어주고 관절의 유연성을 높여준다.
- **부위** 발목

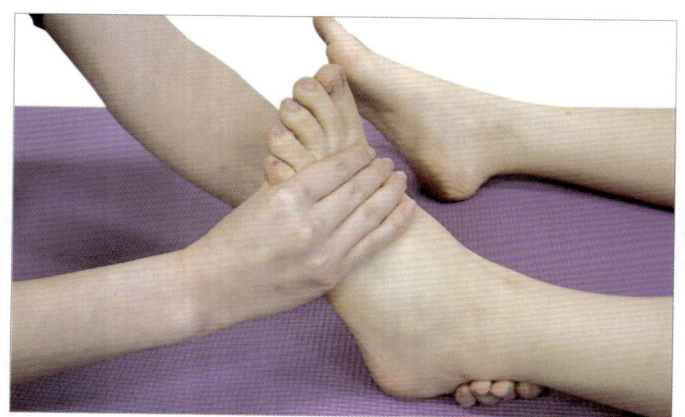
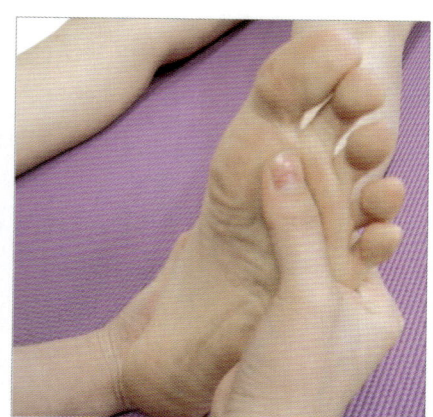
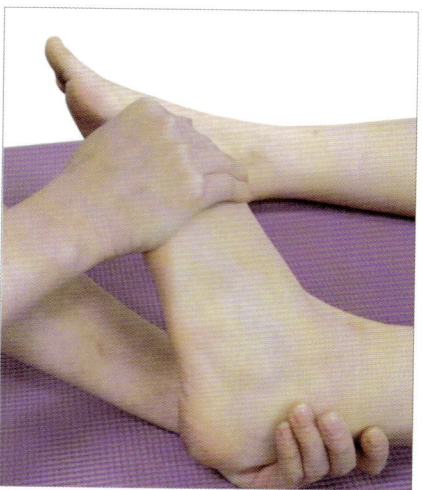

- **시술법** 한 손은 발목을 잡고 다른 손으로는 발가락을 잡아 약간 아래로 잡아당기면서 발목을 좌우로 돌린다.
- **요령**
  1) 피시술자는 발목을 느슨하게 한다.
  2) 양손은 서로 반대로 힘을 쓰며 부드럽게 돌려주어야 한다

33 발목 신전법

- **효능** 발의 근육을 풀어주고 관절의 유연성을 높여준다.
- **부위** 발목
- **시술법** 한 손은 발목을 잡고 다른 손으로는 발바닥을 잡아 내외로 여러 번 뒤집어준다.
- **요령**
  1) 피시술자는 발목을 느슨하게 한다.
  2) 양손은 서로 반대로 힘을 쓰며 부드럽게 돌려주어야 한다.

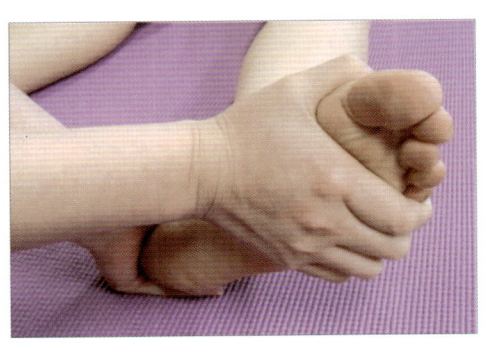
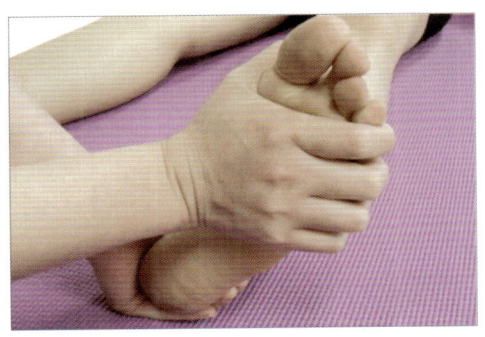

34 발목 회전법

- **효능** 근육의 뭉침을 해소하고 관절의 유연성을 높여준다.
- **부위** 발목
- **시술법** 한 손은 발목을 잡고 다른 손으로는 발가락 부위를 잡아 약간 아래로 잡아당기면서 발목을 돌린다.
- **요령**
  1) 피시술자는 발목의 힘을 빼고 느슨하게 한다.
  2) 시계 방향이나 반대방향으로 돌리면서 시술하는데 동작은 점차 크게하되, 피시술자가 감당할 수 있는 정도로 한다.

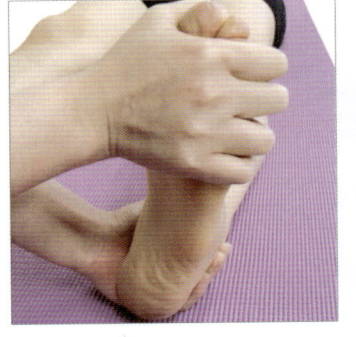
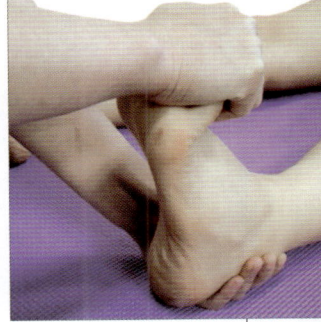

Section 4

35 발바닥 공권 명타법

- **효능** 근락을 풀어주고 기혈을 소통시킨다.
- **부위** 발바닥
- **시술법** 한 손은 발가락을 잡아 고정하고 다른 손은 공권 외측으로 두드려준다.
- **요령**

  1) 위에서부터 차례로 내려오면서 두드려준다.
  2) 손목의 힘을 최대한 빼고 리듬있게 두드려서 탁탁 소리가 나게 한다.

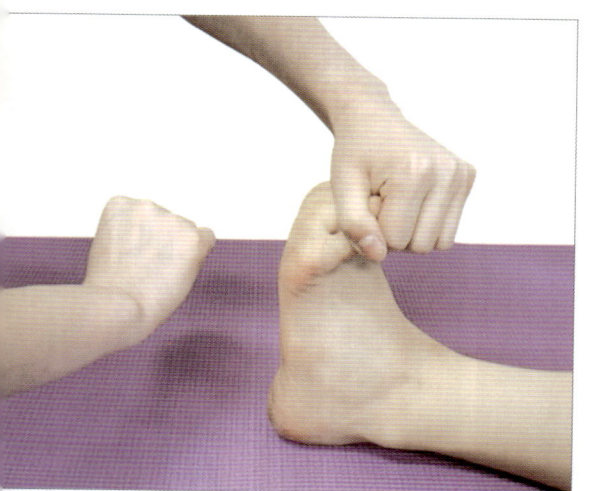
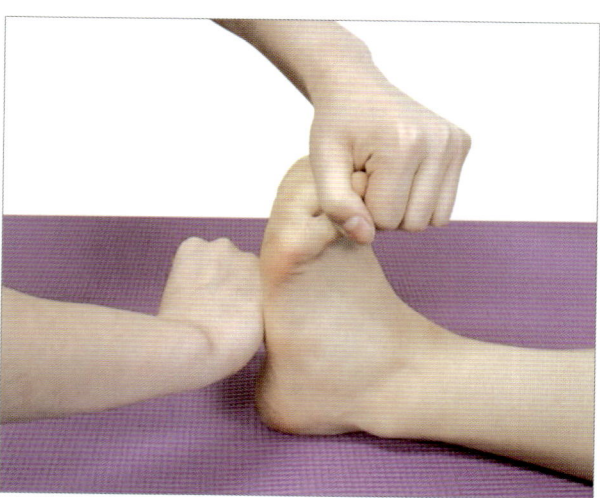

36 발바닥 공권 박타법

- **효능** 근육을 풀어주고 혈행을 원활히 해준다.
- **부위** 발바닥
- **시술법** 한 손은 발가락을 잡아 고정하고 다른 손 공권으로 발바닥 전체를 두드린다.
- **요령**
  1) 위에서부터 차례로 내려오면서 두드려준다.
  2) 손목의 힘을 최대로 빼고 리듬있게 두드려서 탁탁 소리가 나게 한다.

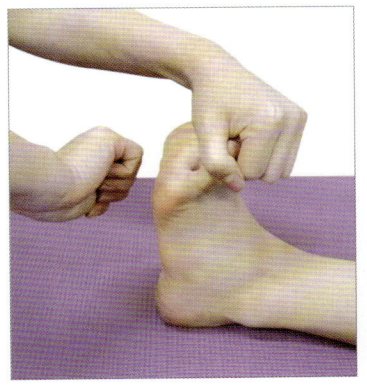
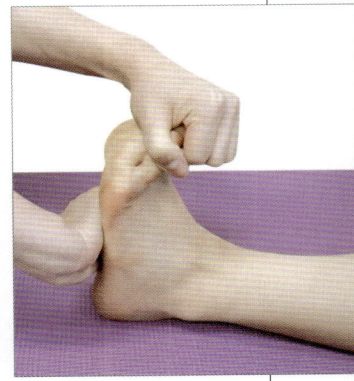

37 발등 박타법

- **효능** 혈액순환을 촉진하고 발을 따뜻하게 해준다.
- **부위** 발등
- **시술법** 네 손가락을 붙여 발등에 대고 양손을 번갈아가면서 가볍게 두드린다.
- **요령**
  1) 위에서부터 시술하고 피부가 붉어질 정도로 두드리지만 피시술자가 통증을 느끼게 하면 안 된다.
  2) 손목의 힘을 최대로 빼고 리듬있게 두드려서 맑은 소리가 나게 한다.

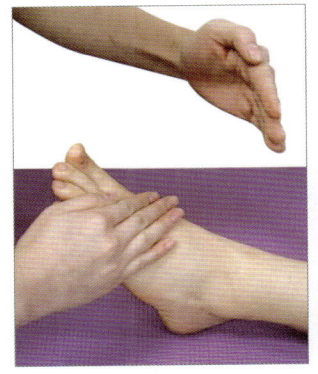
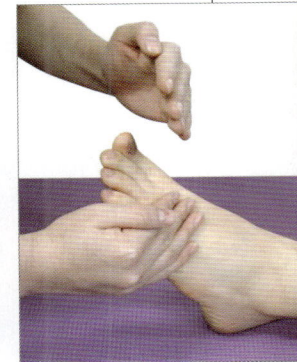

38 발등 경찰법

- **효능** 발의 근육을 편하게 하고 발을 따뜻하게 해준다.
- **부위** 발등
- **시술법** 손바닥으로 발등을 쓰다듬는다.
- **요령**

  1) 위에서부터 시술을 시작한다.
  2) 피부가 따뜻할 때까지 쓰다듬는다.

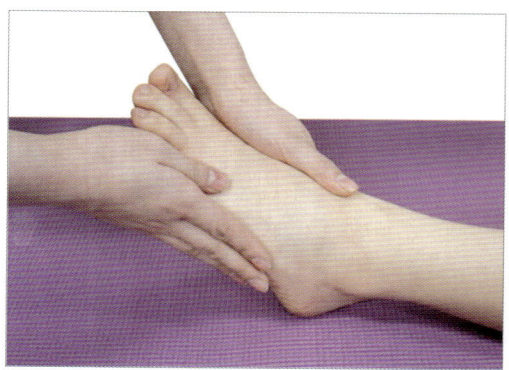
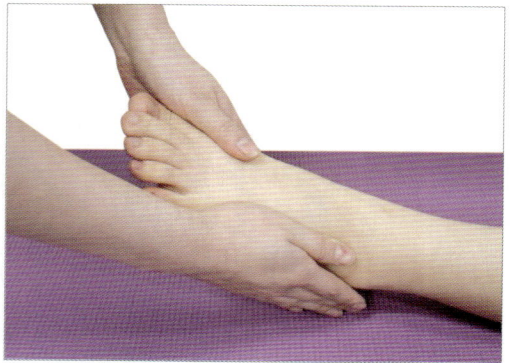
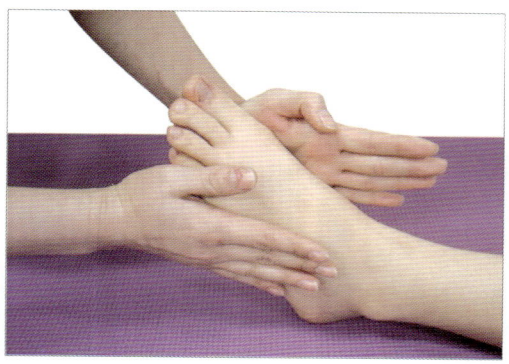
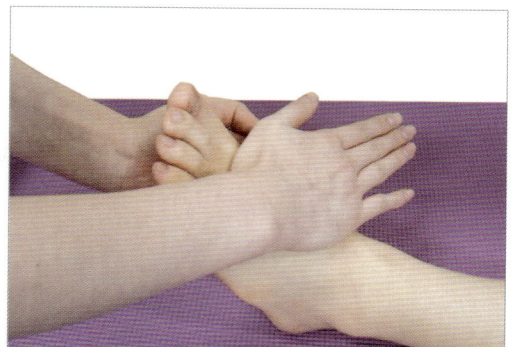

39 종아리 유념법

- **효능** 종아리 근육의 혈액순환을 촉진하고, 피로를 해소한다.
- **부위** 종아리 후측 근육
- **시술법** 한 손으로 족근을 잡아 고정하고 다른 손으로 종아리 후측 근육을 짜내듯이 주무른다.
- **요령**
  1) 천천히 부드럽게 위에서부터 아래로 여러 번 주무른다.
  2) 꼬집지 말고 근육을 최대한 많이 잡고 시술해야 한다.

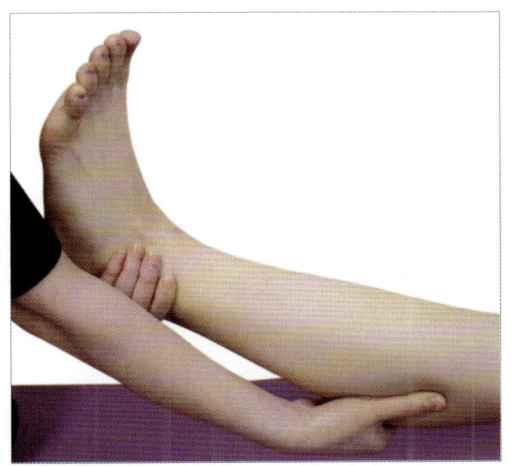

40 내외 슬개눈 압박 유념법

- **효능** 발과 무릎 근육을 원활하게 하고 붓기와 통증을 해소한다.
- **부위** 슬개골 밑 슬개인대 내외측의 움푹 들어간 곳.
- **시술법** 피시술자는 무릎을 굽혀 세우고 시술자는 피시술자의 발등을 깔고 앉아 양 모지지단으로 내, 외측 슬개눈을 압박 유념한다.
- **요령**
  1) 혈을 정확히 찾아 눌러야 한다.
  2) 천천히 부드럽게 시술해야 한다.

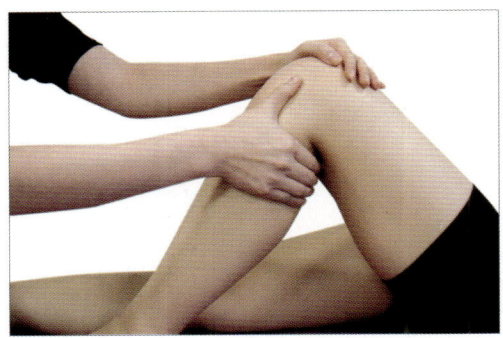

Section 4

41 족삼리 압박 유념법

- **효능** 위장 질환을 치료하고 통증과 피로를 해소한다.
- **부위** 외슬개눈 밑 9센티미터 되는 곳, 경골(정강이뼈) 전척 외측의 한 손가락 너비 되는 곳.
- **시술법** 자세는 아래와 같고 시술자는 한 손으로 피시술자의 무릎을 잡고 다른 모지 지단으로 족삼리(足三里)를 여러 번 압박 유념한다.
- **요령**
  1) 먼저 압박하고 그다음에 문지른다.
  2) 힘을 잘 조절하고 천천히 부드럽게 해야 한다.

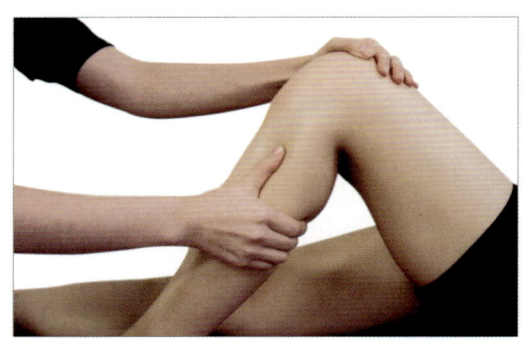

42 비장근 압박법

- **효능** 종아리 근육을 풀어주고 통증을 해소한다.
- **부위** 경골앞 외측 근육
- **시술법** 자세는 아래와 같이

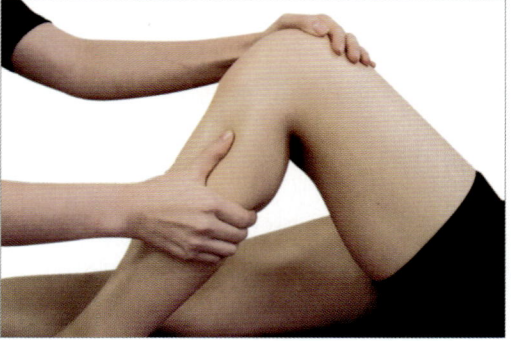

모지 지단으로 종아리 앞쪽 근육을 깊게 점압한다. 그런 다음 근육과 수직 방향으로 마사지한다.

- 요령
  1) 종아리 앞쪽 근육을 따라 아래로 시술하는데 피부와 마찰하는 것이 아니라 깊게 점압한다.
  2) 한 부위를 두세 번 점압한다.

43 해계(海溪) 점압법

- 효능 붓기를 해소하고 통증을 없애준다. 발목 연골 조직의 질환을 치료한다.
- 부위 발등 복사뼈 중앙, 두 힘줄 사이.
- 시술법 자세는 아래와 같이 시술자는 모지 지단으로 해계 혈을 30초 점압한다.
- 요령 점압 후 문질러주어 자극을 완화시켜야 한다.

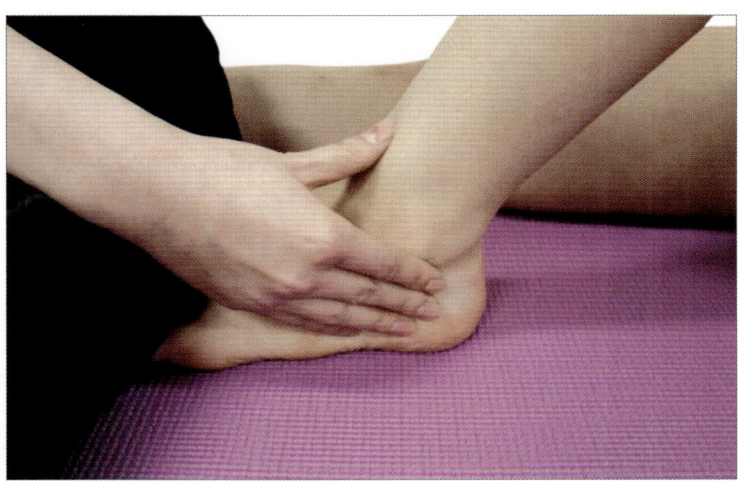

Section4

44 종아리 후측근 신전법

- **효능** 종아리 근육을 풀어주고 피로를 해소한다.
- **부위** 종아리 후측 근육
- **시술법** 자세는 아래와 같고 시술자는 한 손으로 무릎을 잡아 고정하고 다른 손바닥으로 종아리 후측 근육을 잡아 끌어당긴다. 다음 손을 바꾸어 반대쪽 다리를 시술한다.

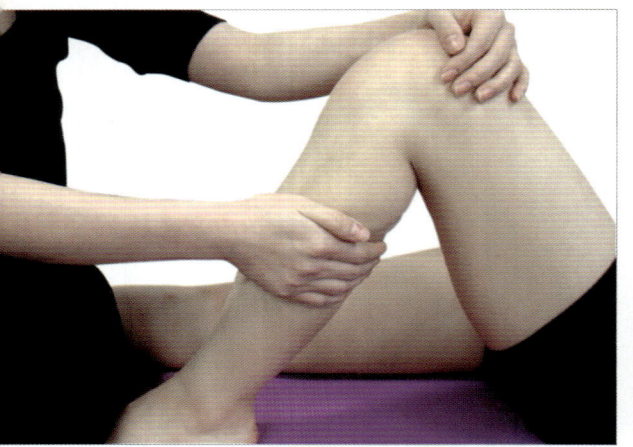 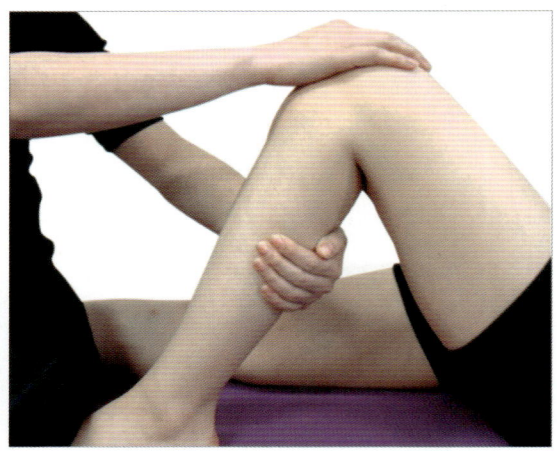

- **요령**
1) 위에서부터 내려오면서 시술한다.
2) 천천히 부드럽게 해야 한다.

45 비장근 수근 압박법

- **효능** 종아리 근육을 풀어주고 피로를 해소한다.
- **부위** 종아리 후측 근육
- **시술법** 자세는 아래와 같고 시술자는 양손가락으로 깍지걸이를 하여 종아리 후측 근육에 놓고 꽉 조인다.
- **요령**
  1) 위에서부터 아래로 내려오면서 시술한다.
  2) 양손의 힘은 고르게 쓰며 먼저 꽉 조였다가 천천히 풀어준다.

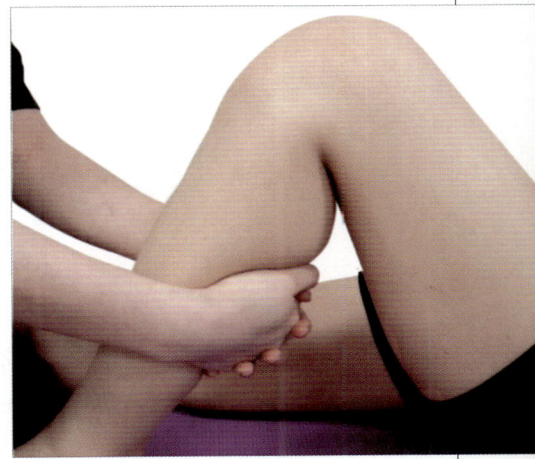

46 슬개골, 종자근 절타법

- **효능** 발의 맥을 원활히 해주고 피로를 해소한다.
- **부위** 슬개골 인대
- **시술법** 자세는 아래와 같고 시술자는 한손으로 아랫다리를 잡아 고정하고 다른 손 주먹 쥐고 소지외측으로 슬개골 인대를 여러 번 절타한다.
- **요령**
  1) 인대를 두드리되, 슬개골을 두드리면 안 된다.
  2) 손목을 힘을 최대로 빼서 탄력 있고 리듬 있게 두드려야 한다.

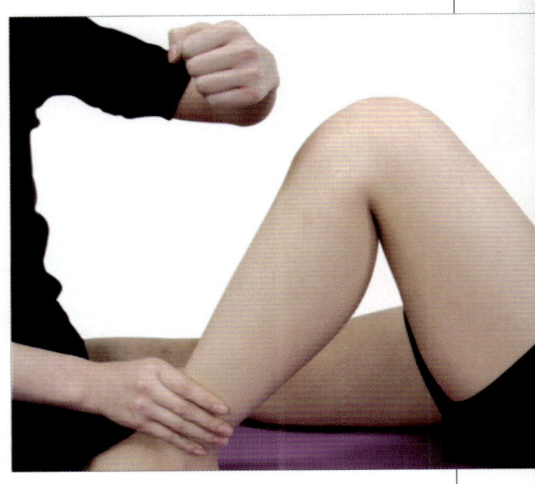

Section 4

47 족삼리 절타법

- **효능** 종아리를 편안하게 하고 붓기를 해소하고 통증을 없애준다.
- **부위** 족삼리 압박유념과 같다.
- **시술법** 자세는 위와 같고 시술자는 한손으로 피시술자의 아랫다리를 고정하고 다른 손은 주먹을 쥐고 소지외측으로 족삼리를 여러 번 두드린다.
- **요령**
  1) 다소 세게 두드린다.
  2) 손목 힘을 빼서 리듬있고 탄력있게 두드려 맑은 소리가 나야 한다.

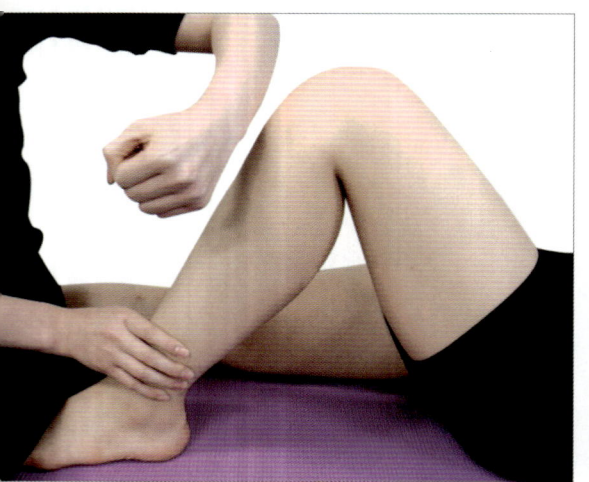 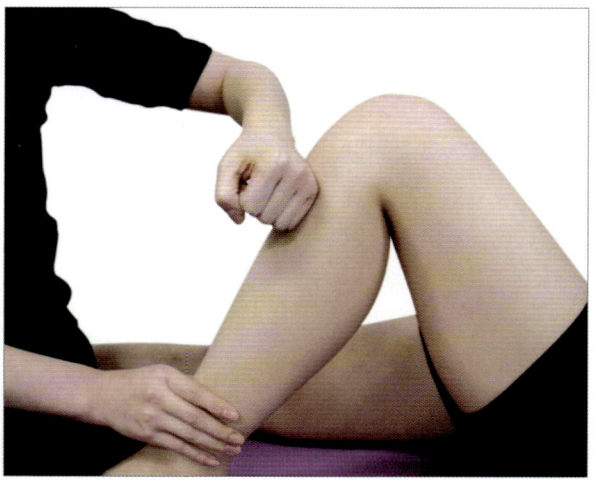

48 종아리 절타법

- **효능** 종아리 근육을 편하게 하고 근육을 이완시킨다.
- **부위** 종아리 양측 근육
- **시술법** 자세는 아래와 같이 시술자는 양손은 주먹을 쥐고 공권(空拳)으로 피시술자의 종아리 양측 근육을 번갈아가면서 두드린다.
- **요령**
  1) 위에서부터 시술한다.
  2) 손목의 힘을 이용하여 두드린다.

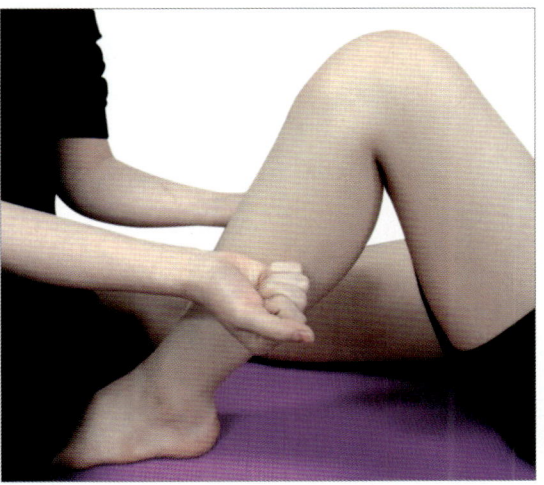

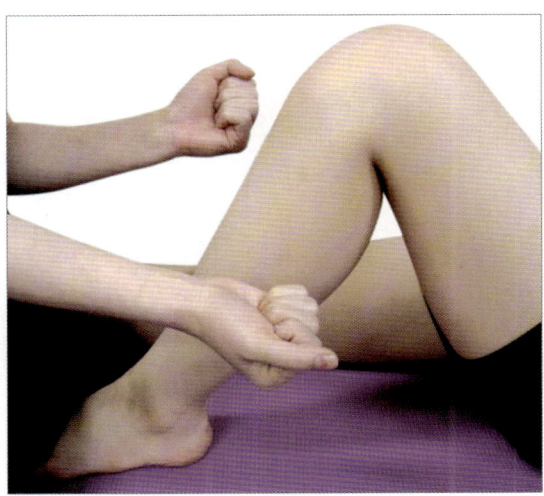

Section4

49 경골근 경찰법

- **효능** 근육의 피로를 풀어주며 발의 혈행을 원활히 하게 해준다.
- **부위** 아랫다리와 발등
- **시술법** 피시술자는 하지를 편하게 펴서 놓고 시술자는 양손바닥을 아랫다리 양측에 놓고 족삼음경(足三陰經)과 족삼양경(足三陽經)을 따라 아래로 신속하게 쓰다듬는데 여러 번 왕복하며 시술한다.
- **요령**

1) 양손의 힘은 고르게 써야 한다.
2) 동작은 빨라야 하고 역방향으로 쓰다듬을 때는 좀 세게 해야 한다.

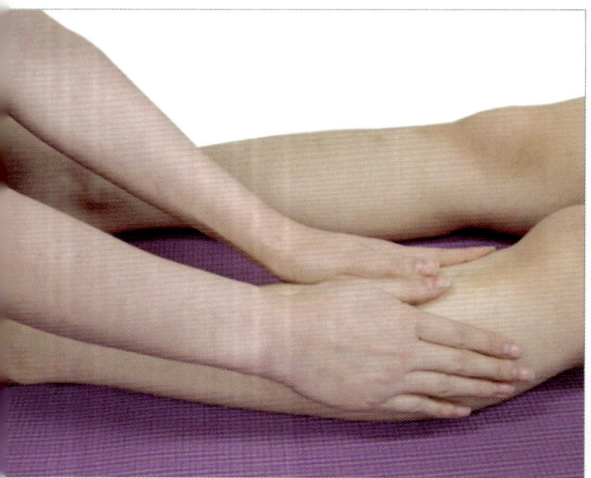
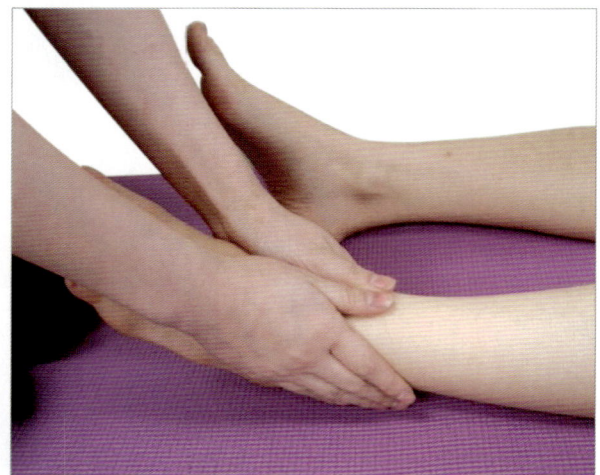

50 하지 진동 신전법

- **효능** 근육을 이완하고 피로를 해소한다.
- **부위** 발과 하지
- **시술법** 피시술자는 하지를 쭉 편 상태에서 시술자는 양손으로 발가락이나 발등을 잡고 좌우로 흔들면서 털어준다.
- **요령**
  1) 빠르게 흔들어주되 폭은 작게 해야 한다.
  2) 아랫다리 근육이 떨리도록 흔들어 주어야 한다.

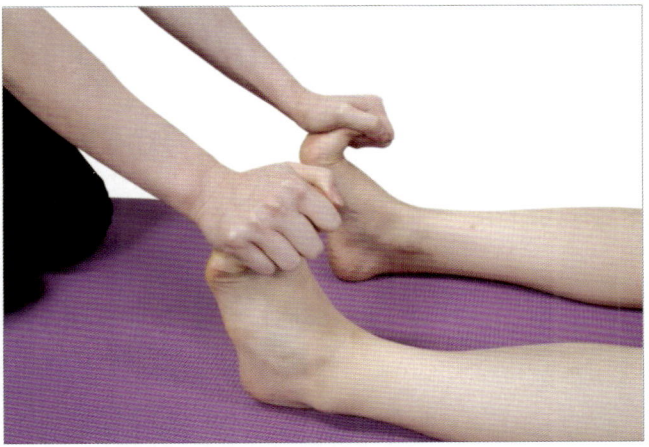

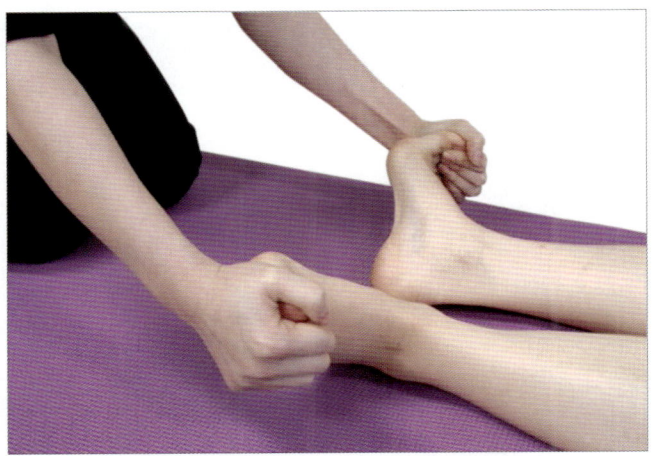

Section 4

51 발바닥 수권, 수근 경찰법

- **효능** 혈액의 흐름을 원활히 하고 기혈의 순환을 촉진한다.
- **부위** 발바닥
- **시술법** 한 손은 발목을 잡아 고정하고 다른 손은 주먹이나 손바닥으로 발바닥을 3~5번 밀어준다.
- **요령**
  1) 발가락에서부터 족근 방향으로 밀어준다.
  2) 손을 떼지 말고 압을 깊게 넣어서 밀어준다.

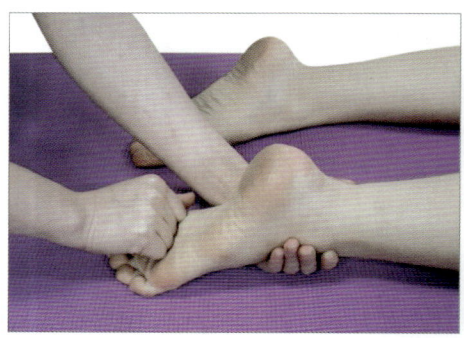 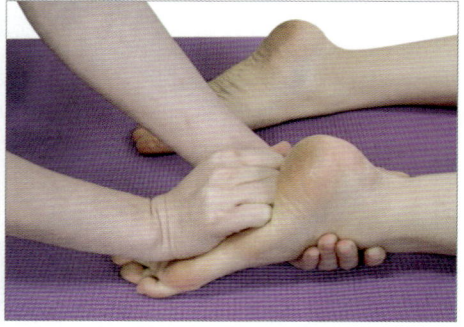
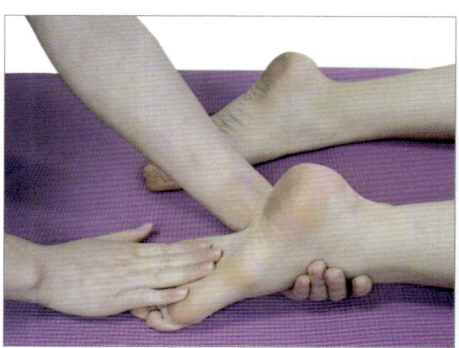 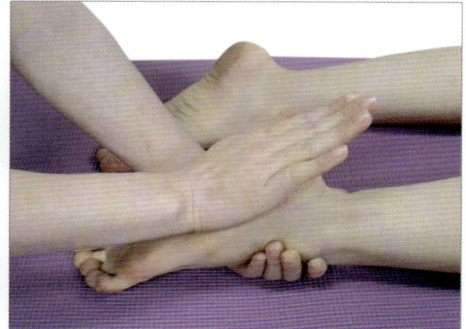

52 발바닥 첨지 압박법

- **효능** 가볍게 시술하면 신경을 억제하고 강하게 시술하면 신경을 흥분시킨다.
- **부위** 발바닥
- **시술법** 양손의 다섯 손가락 끝을 한데 모아서 지단으로 발바닥을 찌른다. 마치 닭이 먹이를 쪼아 먹는 것처럼 양손을 번갈아가면서 시술한다.
- **요령**
  1) 기법은 가벼우면서도 빨라야 한다.
  2) 손가락과 시술 부위는 직각을 유지해야 하며 힘 있게 쿡쿡 찔러야 한다.

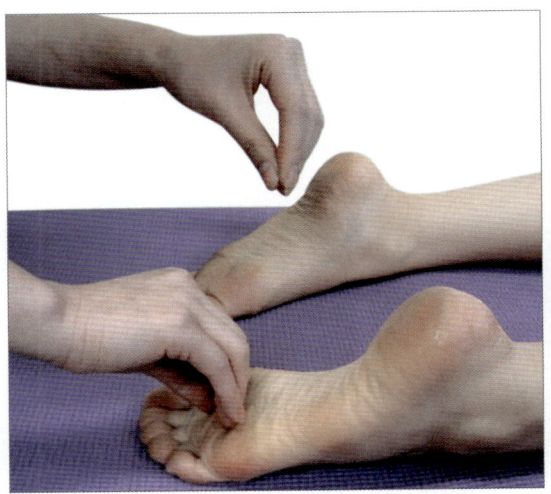 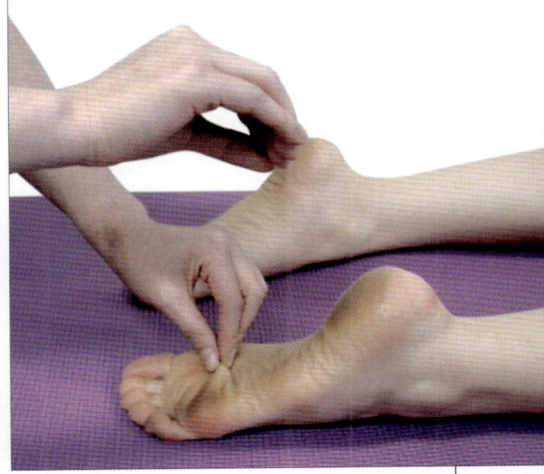

53 아킬레스건 유념법

- **효능** 종아리 근육과 아킬레스건의 뭉침을 해소한다.
- **부위** 근건
- **시술법** 시술자는 한 손은 피시술자의 발바닥을 잡아 고정하고 다른 손 모지와 식지의 지복으로 근건의 양측을 여러 번 유념한다.
- **요령**

  1) 천천히 부드럽게 시술해야 한다.
  2) 피시술자가 감당할 수 있는 정도로 시술한다.

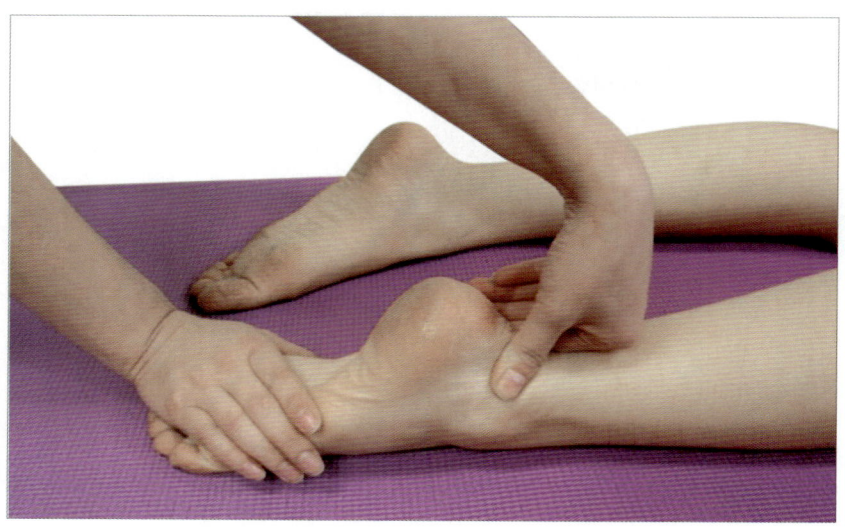

54 발바닥 수배 압심법

- **효능** 발의 근육을 풀어주고 혈액순환을 촉진한다.
- **부위** 발바닥
- **시술법** 깍지를 낀 손바닥으로 피시술자의 발바닥을 양쪽으로 꽉 조인다.
- **요령**
  1) 족근에서 발가락 방향으로 내려가면서 시술한다.
  2) 양손의 힘은 고르게 써야 한다.

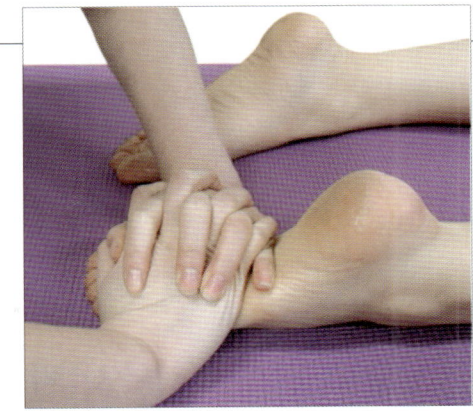

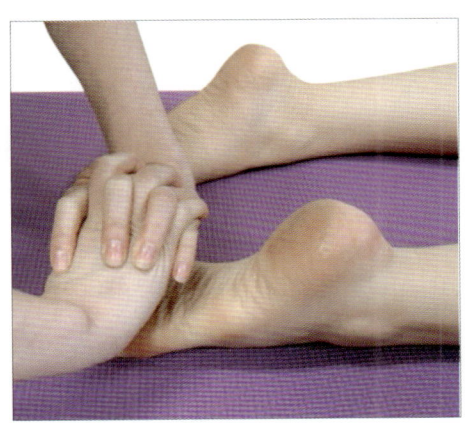

55 발가락 신전법

- **효능** 근육의 뭉침을 풀어주고 관절의 유연성을 높인다.
- **부위** 발가락
- **시술법** 시술자는 한 손으로 피시술자의 족근을 잡고 다른 손 모지와 식지로 발가락을 잡아당긴다. 발가락마다 2~3번씩 시술한다.
- **요령**
  1) 엄지발가락부터 시술한다.
  2) 천천히 지그시 당겨주어야 하며 억지로 당겨서는 안 된다.

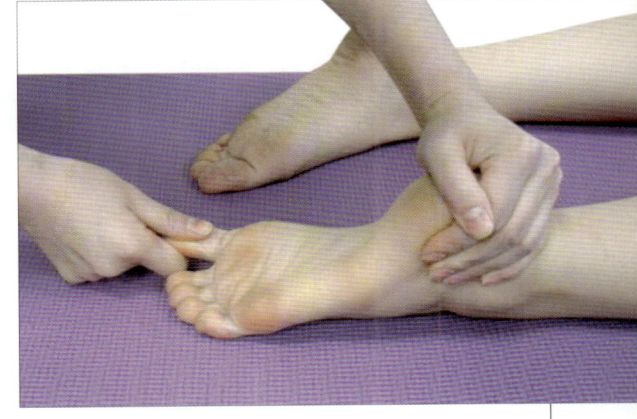

Section 4

56 척지 관절 안압법

- **효능** 발목과 관절의 유연성을 높인다.
- **부위** 척지 관절
- **시술법** 체위 – 피시술자는 무릎을 굽혀 발을 들고 시술자는 서서 한 손으로 피시술자의 발목을 잡고 다른 손 모지 지복으로 발가락과 잇닿은 발등 부분을 1~2번 누른다.
- **요령**
  1) 다섯째 발가락부터 시술한다.
  2) 피시술자에 따라 압을 조절해야 한다.

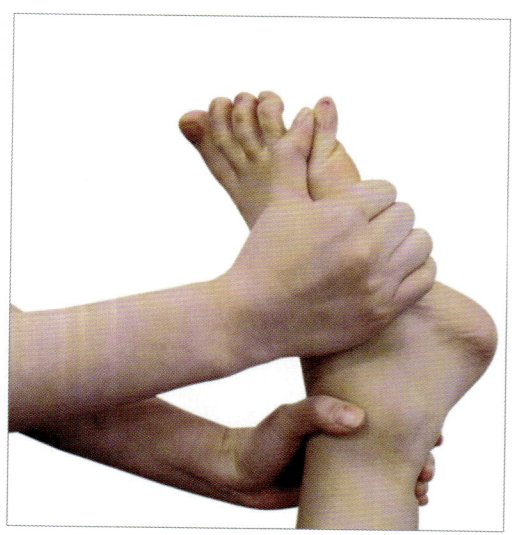 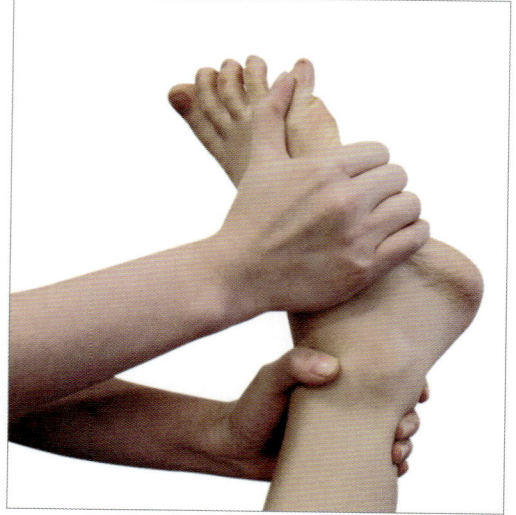

57 팔꿈치 족심 점박법

- **효능** 통증 부위 근육을 풀어주고 붓기와 통증을 없애준다.
- **부위** 족심
- **시술법** 자세는 아래와 같고 시술자는 한 손으로 피시술자의 발등을 받쳐 들고 팔꿈치로 족심을 30초 동안 점압한다.
- **요령**
  1) 30초 동안 동작을 멈추지 말고 지속적으로 압을 넣어야 한다.
  2) 피시술자에게 알맞게 압을 조절해야 한다.

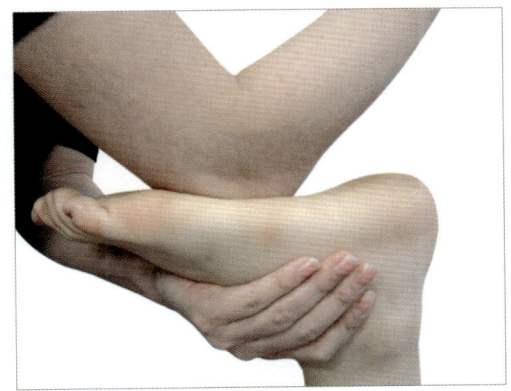

58 족근 수직 절타법

- **효능** 발의 긴장된 근육을 풀어주고, 혈행을 원활히 해준다.
- **부위** 족근
- **시술법** 자세는 위와 같고 시술자는 한손으로 피시술자의 발가락을 잡아 아래로 눌러서 발목 관절을 90도로 굽히고 다른 손은 주먹을 쥐고 족근을 3번 두드린다.
- **요령** 수직으로 강하게 절타한다.

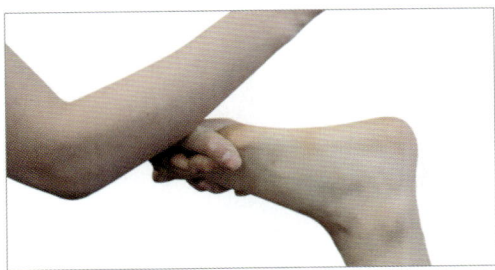

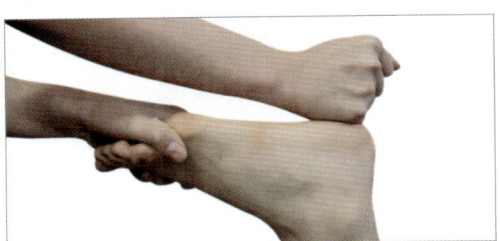

59 발목 좌우 회전법

- **효능** 발의 근육을 풀어주고 관절의 유연성을 높여준다.
- **부위** 발목, 발가락
- **시술법** 위와 같은 자세에서 시술자는 한손으로 피시술자의 족근을 아래로 내리누르고 다른 손으로는 발가락 부근을 잡고 좌우로 발목을 돌린다.
- **요령**
  1) 족근을 수직으로 힘껏 내리눌러 그 힘이 무릎 관절까지 전달되게 한다.
  2) 발목을 천천히 돌린다.

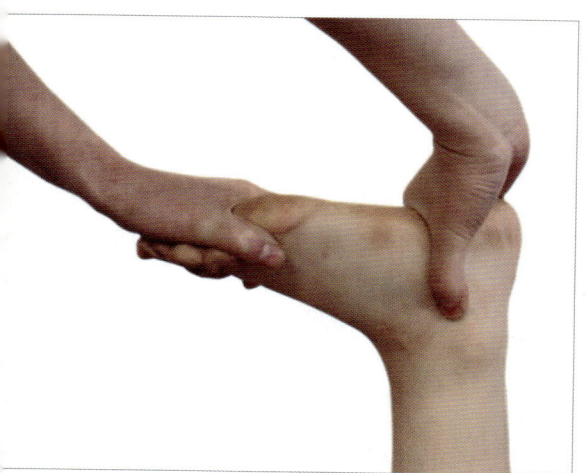 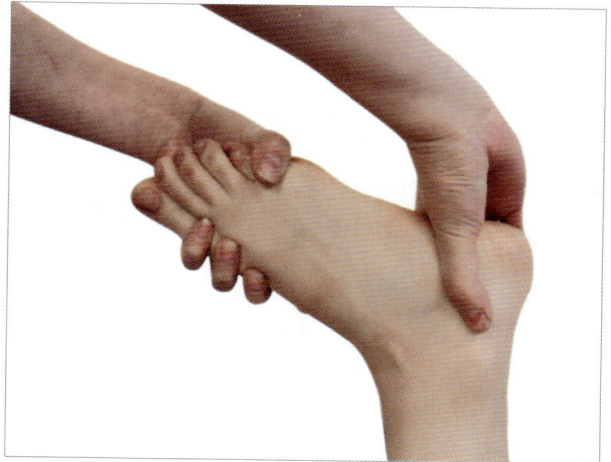

60 아킬레스건 절타법

- **효능** 발과 아킬레스건의 혈액순환을 원활히 하고 경련을 없애준다.
- **부위** 아킬레스건
- **시술법** 아래와 같은 자세에서 시술자는 한 손으로 피시술자의 발을 잡아 아래로 눌러 근건이 팽팽하게 조여들게 한 다음 다른 손가락을 벌려서 소지와 소지구로 근건을 여러 번 절타한다.
- **요령** 빠르고 탄력있게 두드려야 한다.

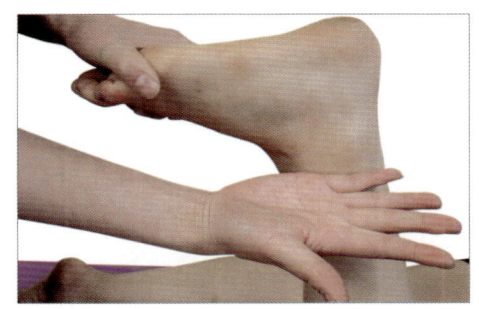

61 주먹으로 종아리 주무르기

- **효능** 종아리 근육의 피로를 해소하고 혈액순환을 촉진한다.
- **부위** 종아리 근육
- **시술법** 그림과 같은 자세에서 시술자는 양 주먹면을 피시술자의 종아리 양측에 대고 문지른다.
- **요령**
  1) 발목부터 무릎 방향으로 천천히 옮기면서 시술하며 양손의 힘은 고르게 써야 한다.
  2) 신체가 건장한 피시술자는 주먹으로, 신체가 허약한 피시술자는 공권으로 시술한다.

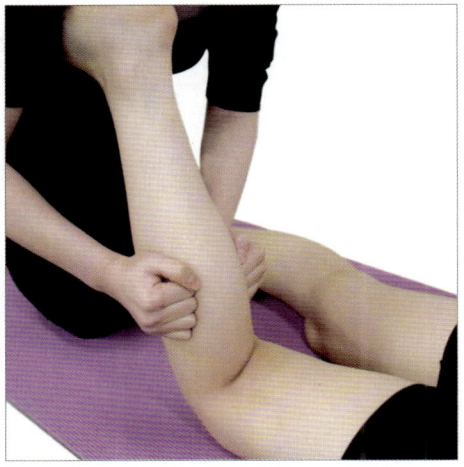

62 비장근 회전 경찰법

- **효능** 종아리의 혈행을 원활히 하고, 피로를 해소한다.
- **부위** 종아리 표피
- **시술법** 자세는 아래와 같고 시술자는 양손바닥을 아랫다리 양측에 대고 빙빙 돌리면서 문지른다.
- **요령** 경찰 시 피하조직은 움직이지 않도록 한다.

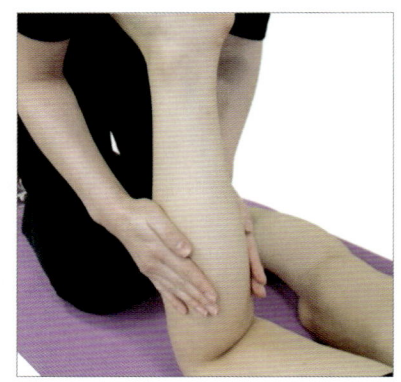

63 비장근 쓰다듬기

- **효능** 종아리 근육을 따뜻하게 하고 근육과 골격을 강화시켜준다.
- **부위** 비장근
- **시술법** 그림과 같은 자세에서 시술자는 한 손으로 피시술자의 발을 잡아 고정하고 다른 손바닥을 정강이 앞에 대고 열이 날 때까지 마찰한다.
- **요령**
  1) 곧게 마찰하며 아랫다리 전체를 왕복하며 시술해야 한다.
  2) 피부가 상하지 않도록 부드럽게 시술한다.

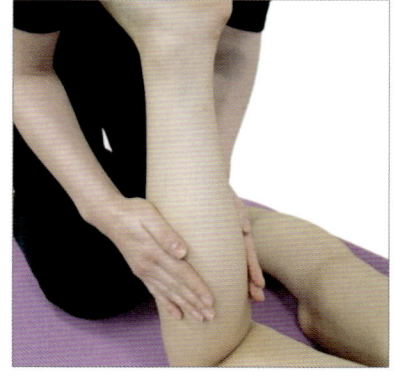

64 아킬레스건 진동법

- **효능** 아킬레스건의 근육을 풀어주고 피로를 해소한다.
- **부위** 발목
- **시술법** 자세는 그림과 같고 시술자는 양손으로 피시술자의 발목을 잡고 좌우로 흔들어주어 아랫다리 삼두기근이 좌우로 진동하게 한다.
- **요령** 빠르게 흔들어야 한다.

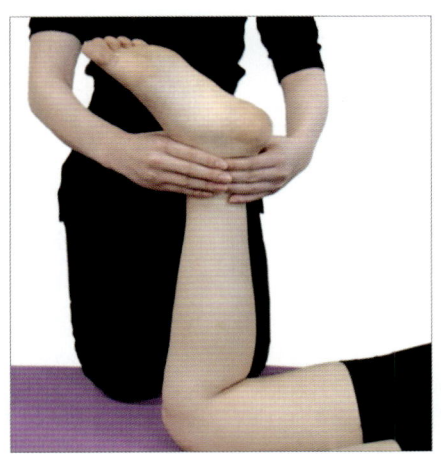

65 종아리 마찰법

- **효능** 종아리(비장근) 근육을 풀어주고 피로를 해소한다.
- **부위** 비장근
- **시술법** 아래와 같은 자세에서 시술자는 양손바닥으로 피시술자의 아랫다리 앞뒤 또는 좌우를 빠른 속도로 마찰한다.
- **요령**
  1) 빠른 속도로 천천히 이동하면서 시술한다.
  2) 양손의 힘은 고르게 써야 한다.

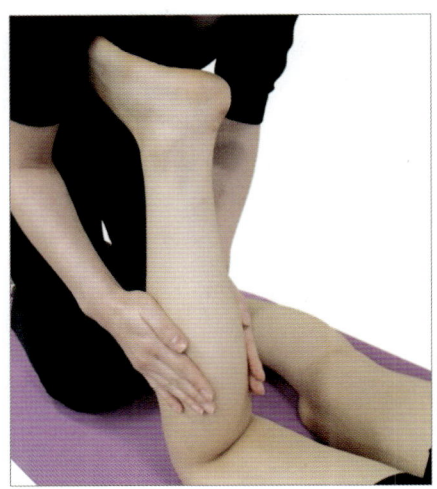

Section 4

66 발바닥 마찰법

- **효능** 손바닥을 비벼 신장을 따뜻하게 한다.
- **부위** 족심의 신장 반사구
- **시술법** 자세는 위와 같고 시술자는 양 손바닥을 마찰하여 열을 낸 다음 족심의 신장 반사구에 마주 대어 열을 전달한다. 3~5번 시술한다.
- **요령**

  1) 양손을 빠른 속도로 비벼서 열이 충분히 났을 때 족심에 놓는다.
  2) 양손바닥을 바짝 조여 열을 충분히 전달한 후 다시 시술한다.

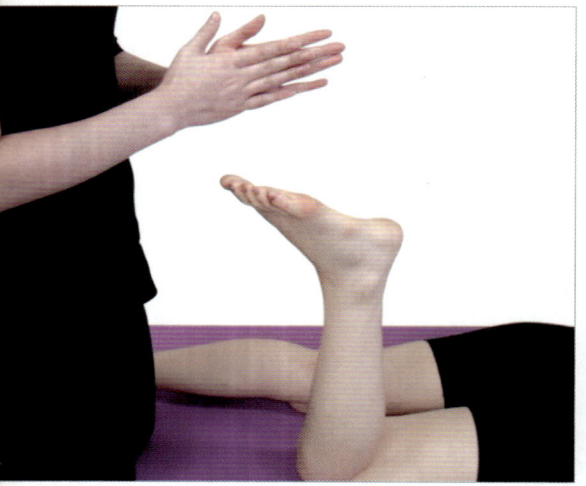
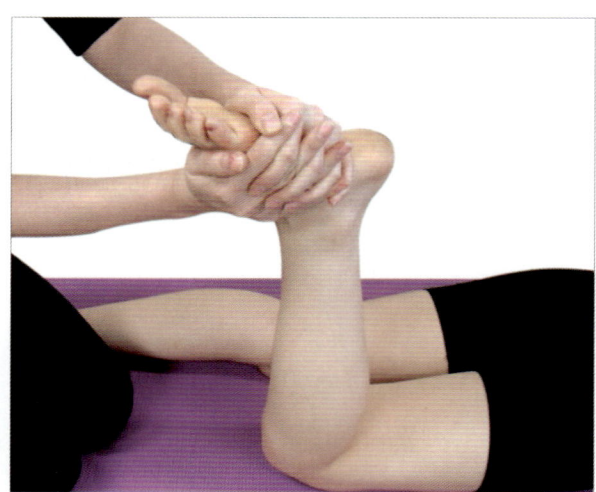

67 하지 수배 압박법

- **효능** 발목의 피로를 해소하고 혈행을 빠르게 한다.
- **부위** 비장근
- **시술법** 자세는 아래와 같고 시술자는 양 손으로 피시술자의 아랫다리를 잡고 상하로 쓰다듬으며 바로잡아준다. 5~10번 중복 시술한다.
- **요령** 빠르고 부드럽게 시술하며 양손의 힘은 고르게 써야한다.

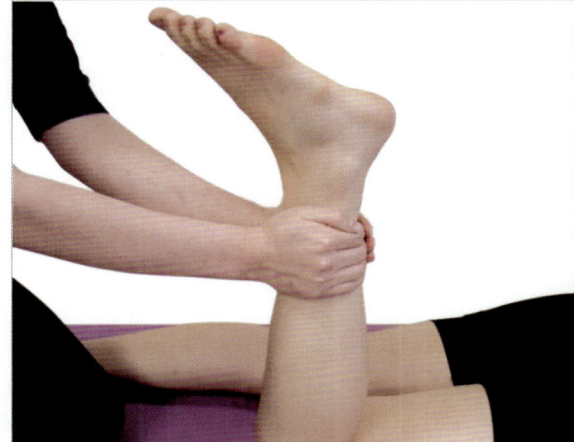

68 비장근 절타법

- **효능** 비장근의 피로를 해소하고 혈액순환을 원활히 한다.
- **부위** 비장근 후측 근육
- **시술법** 아래와 같은 자세에서 시술자는 공권으로 피시술자의 종아리 후측 근육을 번갈아가며 절타한다.
- **요령** 손목을 가볍게 쓰면서 탄력 있게 절타하면 탁탁 소리가 난다.

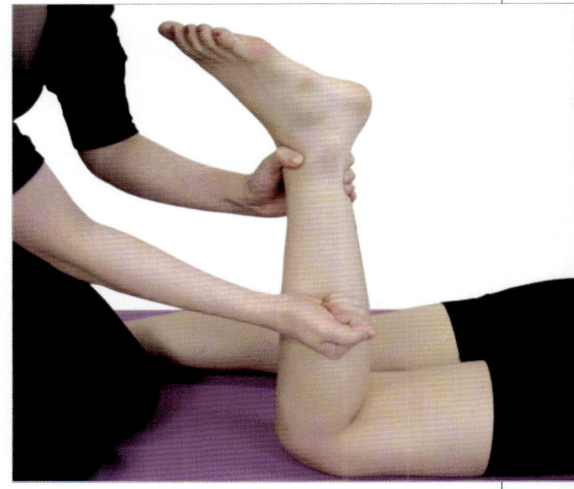

육조영의 건강한 생활 만들기

Section 5

골반 정체요법

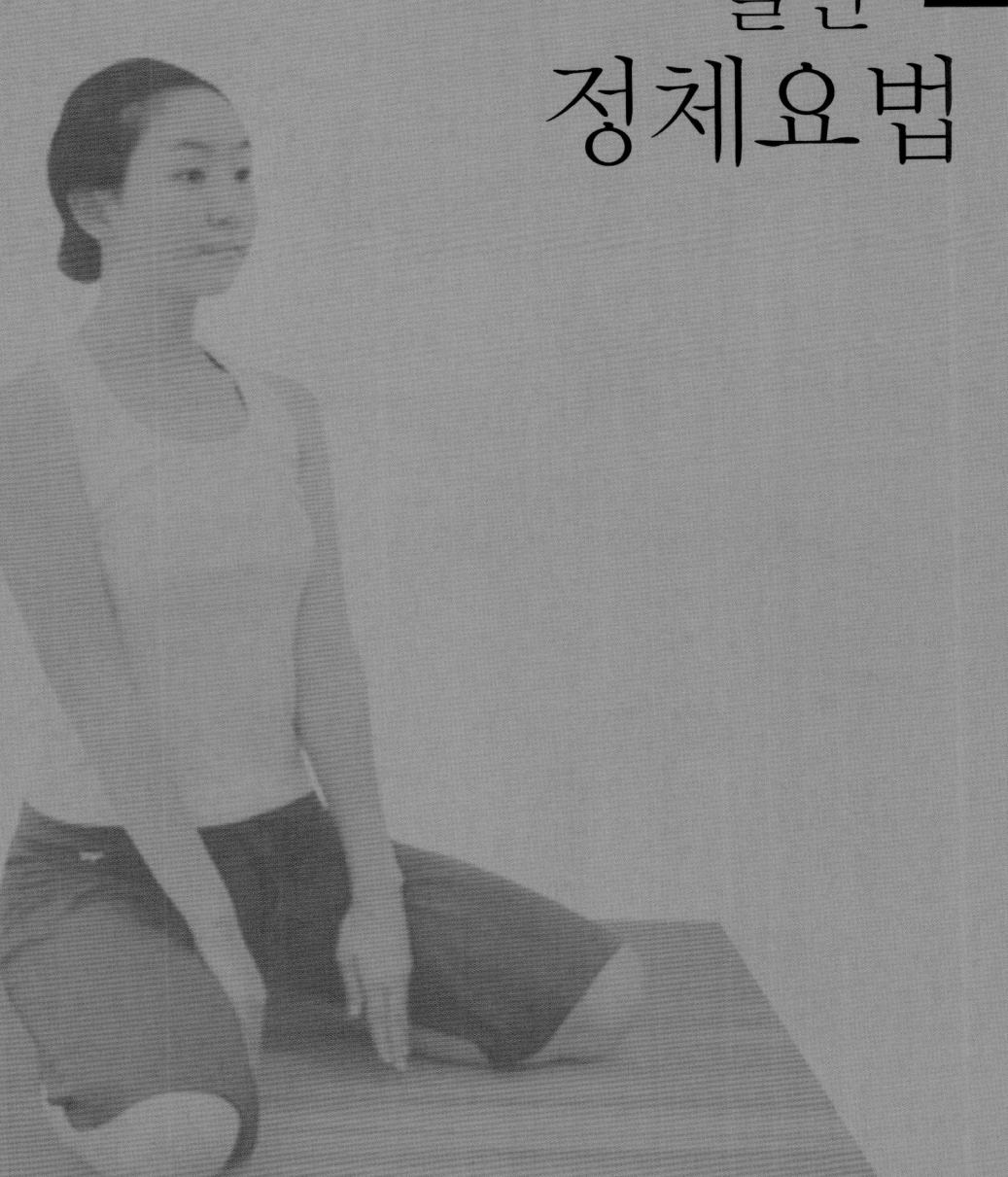

Section 5

1. 준비운동 1

• **효능** 등 근육과 고관절을 풀어주고 전신을 안정시킨다.

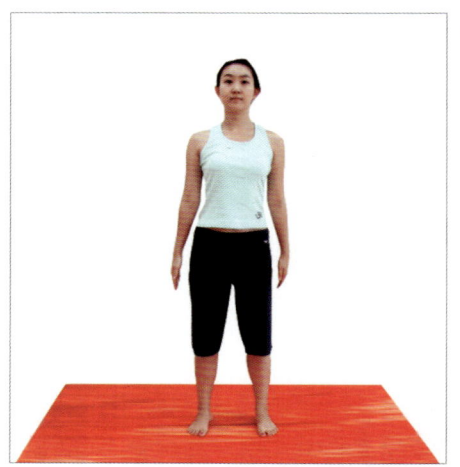

1 발을 어깨넓이로 벌리고 발끝이 팔(八)자가 되지 않도록 한다. 발끝과 뒤꿈치를 똑바로 세우고 선다. 머리 끝부터 위로 늘리는 이미지로 배근을 펴주는 노력을 한다. 엉덩이를 세우지 않도록 복부를 의식하고 어깨에 힘을 뺀다.

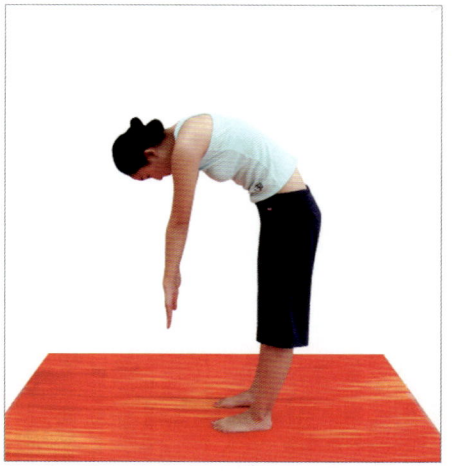

2 숨을 들이쉬고 내쉬면서 머리의 끝부터 몸을 앞으로 숙인다.

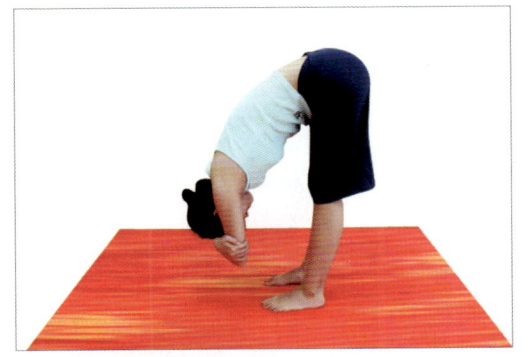

3 완전하게 숙이면 머리의 무게로 배골을 펴주면서 깊은 호흡을 3회 행한다.

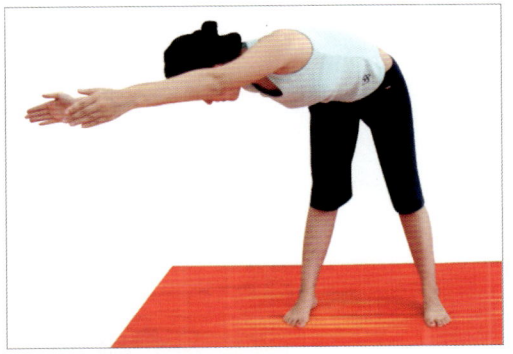

4 양팔을 벌리고 팔을 좌우로 회전한다.

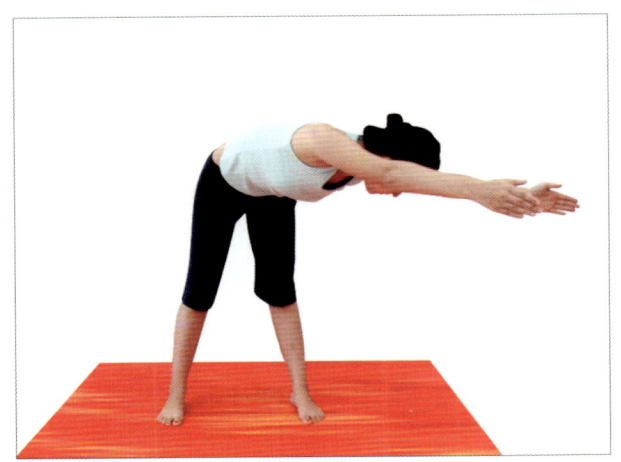

5 이 동작을 10회 이상 반복한다.

2. 준비운동 2

• 효능 배골과 다리의 가랑이를 펴준다. 머리와 어깨가 뭉친 것을 풀어주고 냉증과 생리불순을 개선한다.

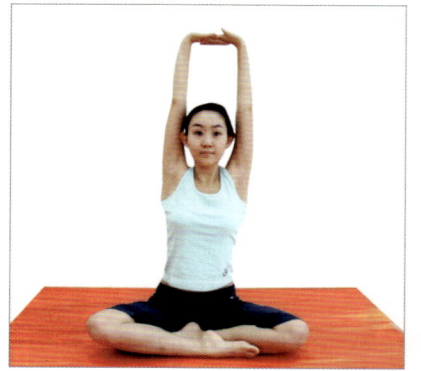

1 머리위로 손깍지를 끼고 숨을 들이쉬면서 배근을 펴준다.

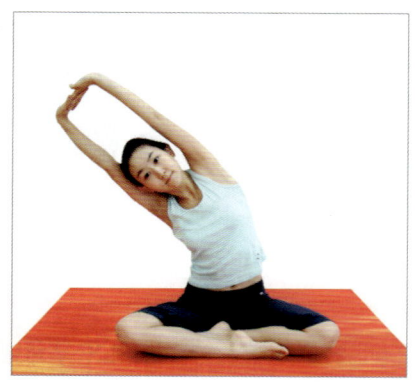

2 숨을 내쉬면서 몸을 천천히 오른쪽으로 기울인다.

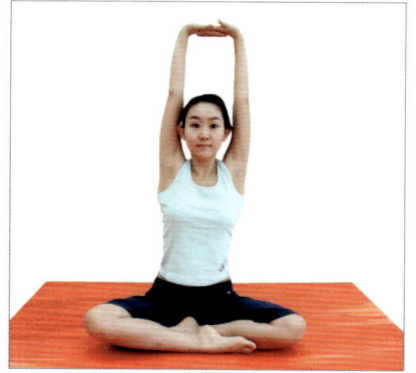

3 숨을 들이쉬면서 천천히 되돌아온다.

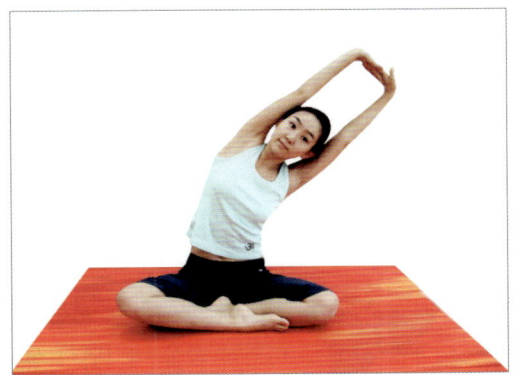

4 숨을 내쉬면서 왼쪽으로 기울인다.

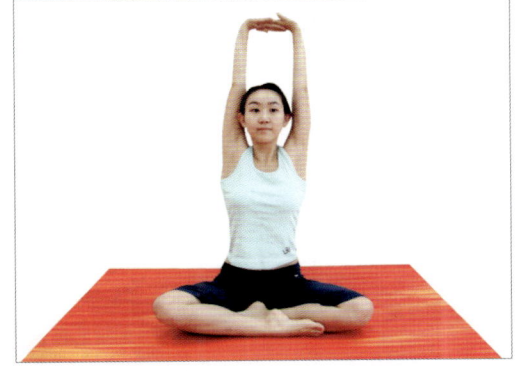

5 숨을 들이쉬면서 천천히 되돌아온다.

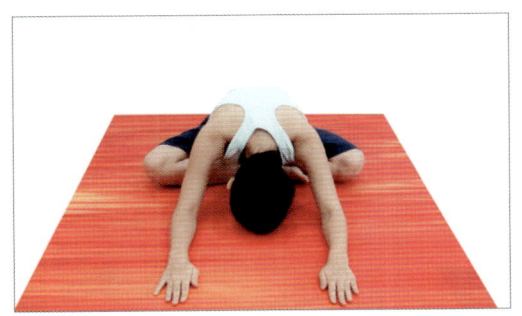

6 숨을 내쉬면서 앞으로 기울인다.

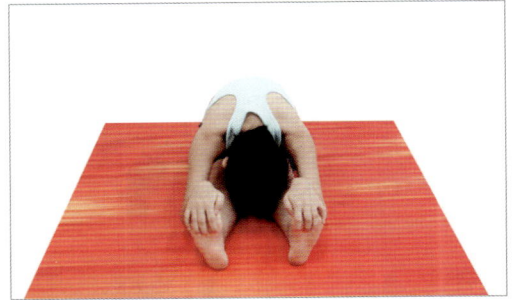

포인트 : 엉덩이를 바닥에서 떨어지지 않도록 한다.

3. 준비운동 3

• **효능** 전신의 근육을 펴주고 쿨다운. 요통 냉증을 개선해준다.

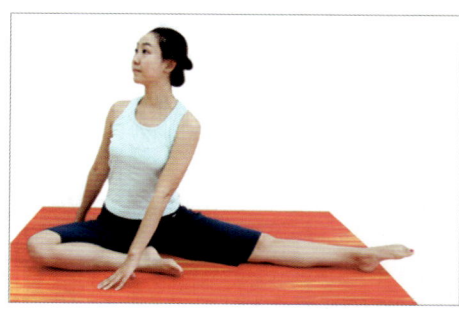

1 허리를 기분좋게 펴준다. 왼쪽 다리를 대각선 앞으로 펴주고 오른쪽 다리를 몸쪽으로 기울인다. 왼손은 앞으로, 오른손은 엉덩이 뒤에 둔다.

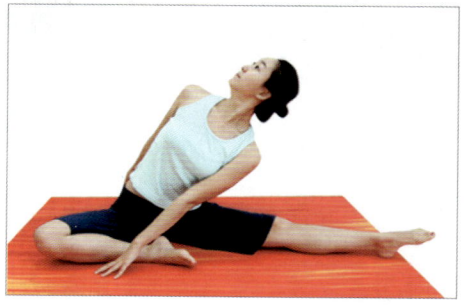

2 숨을 들이쉬면서 몸을 오른손으로 비틀고 숨을 내쉬면서 상반신을 젖힌다. 자세를 유지하면서 자연스러운 호흡을 3회 행한다.

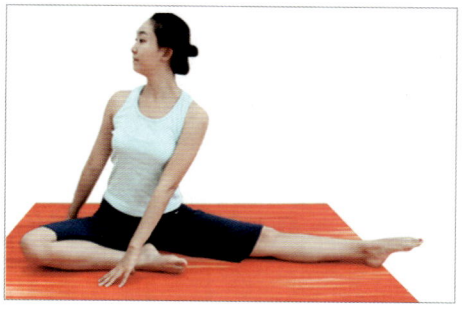

3 숨을 들이쉬면서 되돌아온 후, 다리를 바꾸고 반대측도 같은 방법으로 행한다.

4. 준비운동 4

• **효능** 허리 뒤를 펴고 쿨다운. 내장을 마사지하고 냉증과 요통을 개선한다.

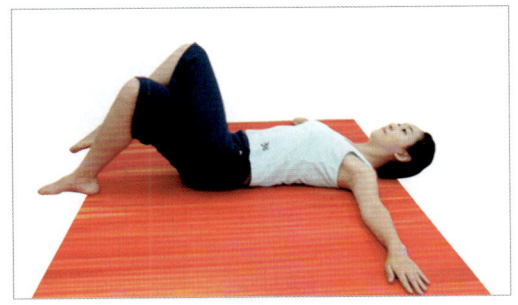

1 왼쪽 다리를 위로 올리고 다리를 꼰다. 양손을 벌리고 손바닥을 바닥에 댄다.

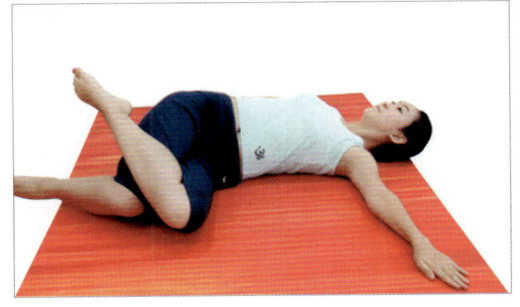

2 숨을 한번 들이쉬고 내쉬면서 양쪽 다리를 오른쪽으로 기울이며 숨을 들이쉬면서 되돌린다. 숨을 내쉬면서 다음은 양쪽 다리를 왼쪽으로 기울인다.

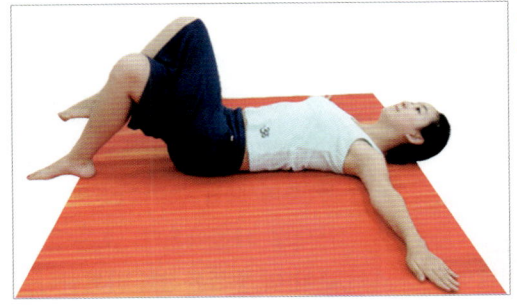

3 숨을 들이쉬면서 되돌아온다. 이 동작을 2회 반복한다. 다리를 꼬고 반대편도 같은 방법으로 행한다.

5. 골반피로 해소요법 1

• <u>효능</u> 딱딱해진 골반 주변을 부드럽게 풀어주고 내장을 강화시키며 요통을 예방한다.

1 무릎을 구부리고 앉아 허벅지 뒤로 손을 깍지 낀다. 숨을 들이쉬면서 배근을 펴준다.

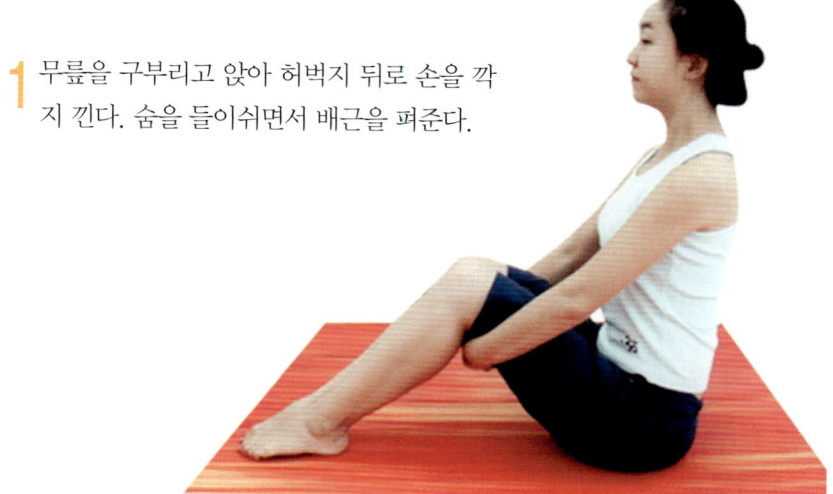

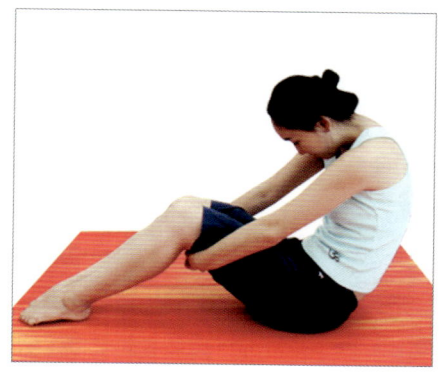

2 숨을 내쉬면서 좌골 뒤에 체중을 주며 숨을 들이쉬면서 본래 자세로 되돌아온다. 호흡에 맞추어 이 동작을 8회 반복한다.

6. 골반피로 해소요법 2

• **효능** 골반 전체를 풀어주고 상반신의 유연성 높이고 대사를 높여준다.

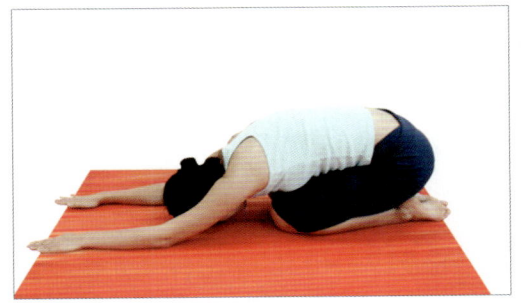

1 바르게 앉아 상반신을 앞으로 숙이고 양손을 앞으로 내밀고 바닥에 머리를 댄다.

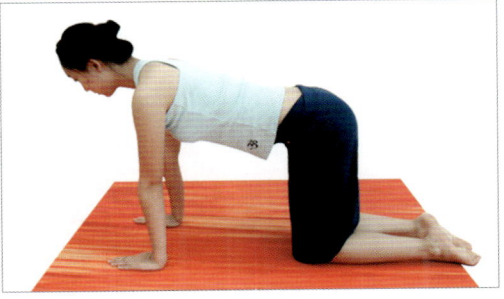

2 숨을 들이쉬면서 네발로 엎드린다.

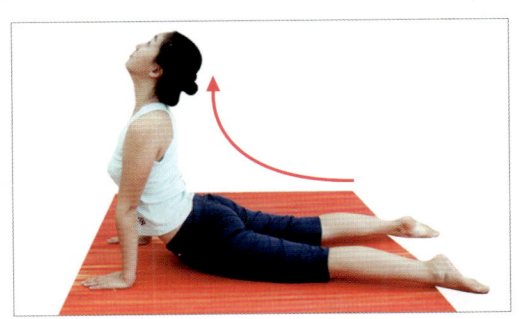

3 손은 움직이지 않고 숨을 내쉬면서 상반신을 젖힌다.

포인트 : 호흡은 천천히 행한다.

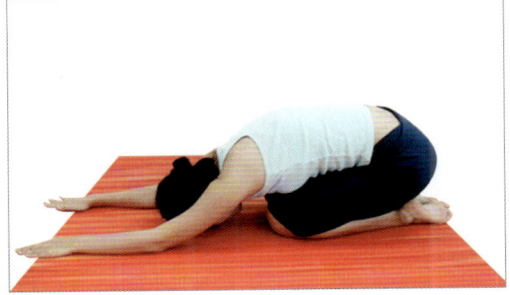

4 숨을 들이쉬면서 본래 상태로 되돌아오고 숨을 내쉬면서 엉덩이를 발뒤꿈치에 댄다. 호흡에 맞추어 이 동작을 4회 반복한다.

7. 골반피로 해소요법 3

• **효능** 골반을 풀어주고 전신을 안정시킨다. 생리불순과 생리통을 개선한다.

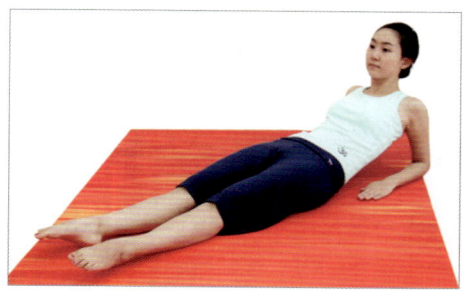

1 위를 향해 누워서 양손을 펴고 어깨 넓이로 벌린다. 양 팔꿈치로 상반신을 지탱한다.

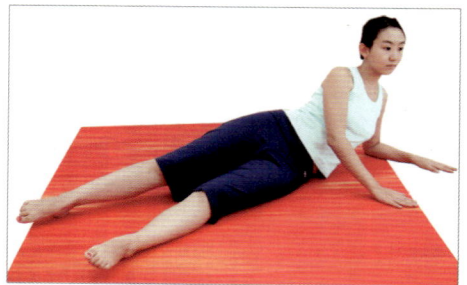

2 다리의 힘을 빼고 발 뒤꿈치를 움직이지 않고 허리부터 오른쪽으로 상반신을 회전시킨다.

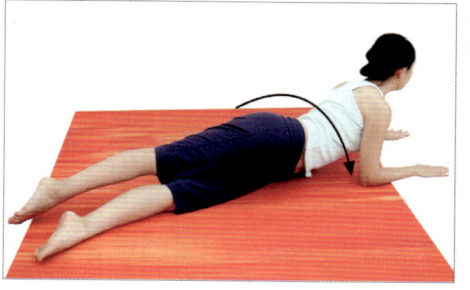

3 가랑이를 돌리는 것을 의식하면서 같은 방법으로 왼쪽도 행한다. 이 동작을 8회 반복한다.
포인트 : 고관절의 신전과 다리의 힘을 뺀다.

8. 골반 안정요법

• **효능** 골반을 풀어주고 전신을 안정시킨다. 생리불순과 생리통을 개선한다.

1 발바닥을 모아서 앉아 손을 발목에 둔다. 숨을 한번 들이쉬고 내쉬면서 좌골의 뒤에 체중을 두고 숨을 들이쉬면서 골반을 앞으로 기울인다.

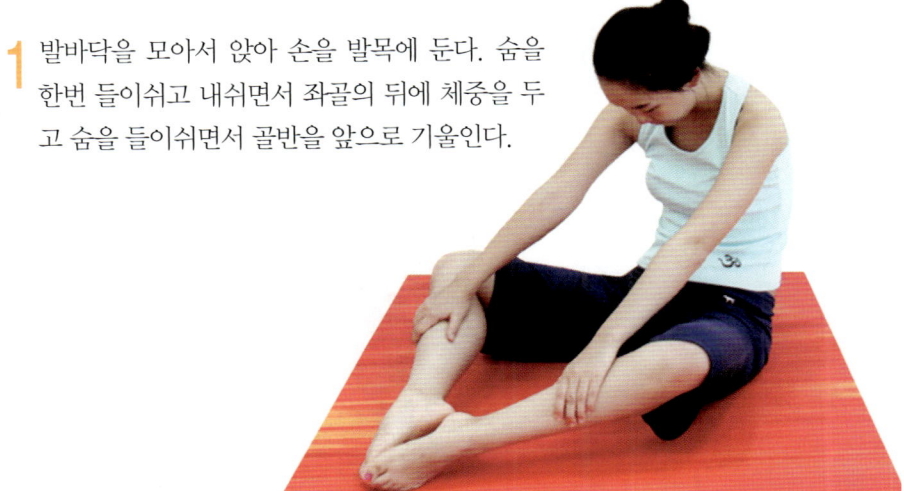

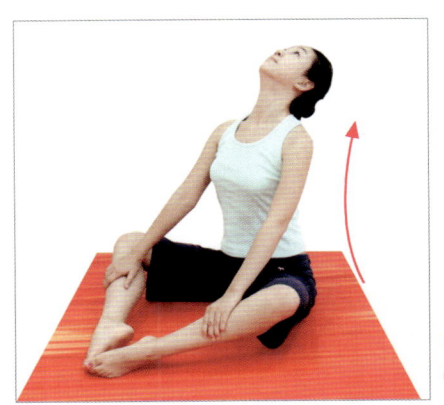

2 허리를 앞뒤에 움직이는 이미지로 호흡을 모아서 8회 반복한다. 여유가 있으면 배골도 함께 움직인다.

9. 고관절과 엉덩이 균형요법

• **효능** 몸의 무게를 이용하여 고관절을 부드럽게 해주며 엉덩이를 당겨준다.

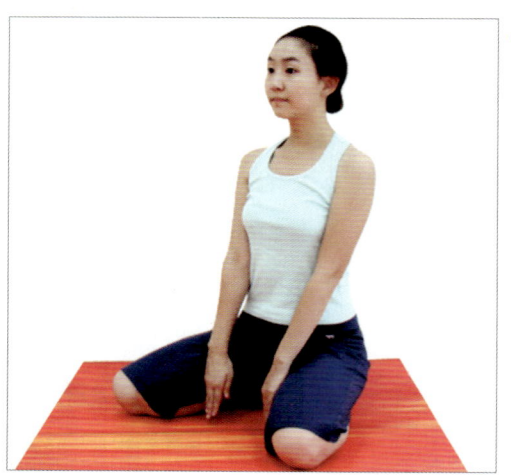

1 자세를 바르게 잡는다.

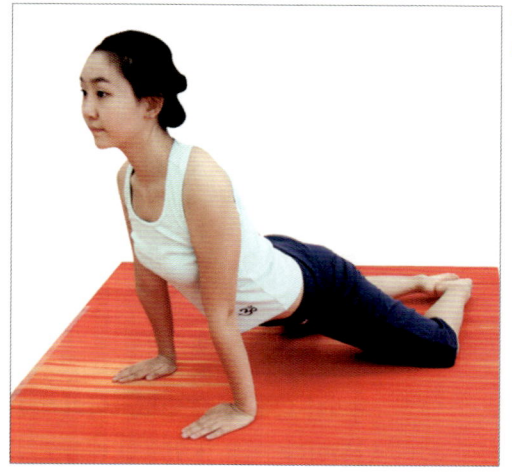

2 양쪽 무릎을 벌리고 손으로 걷는듯이 골반을 앞으로 내밀어준다. 이 상태로 발을 뒤로 모아 개구리와 같은 동작을 취한다.

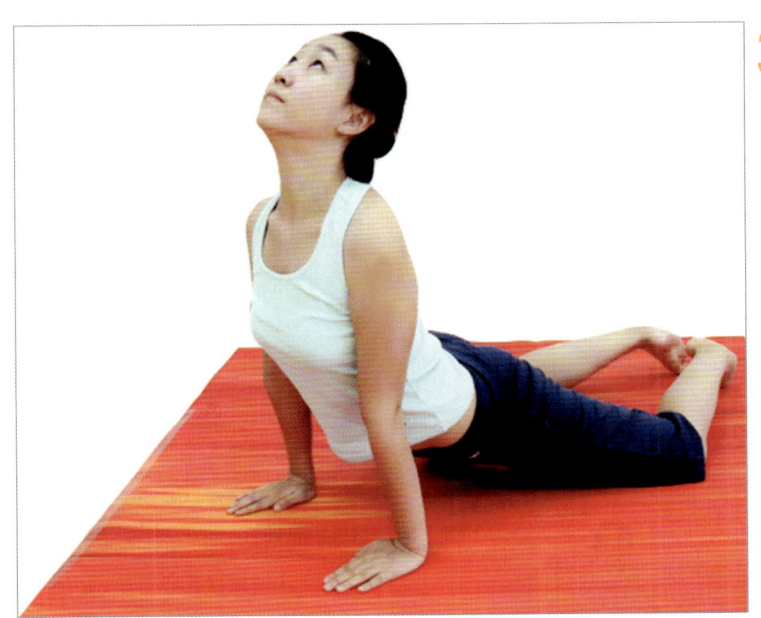

3 양손으로 상반신을 지탱하고 얼굴을 천정으로 향하게 한다. 이 상태로 3회 호흡하고 천천히 본래 자세로 되돌아온다.

포인트 : 통증을 느끼지 않을 정도까지 자세를 유지한다.

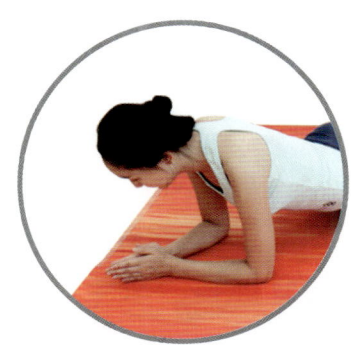

힘들 때는 무리하지 말고 팔꿈치를 대고 통증을 느끼기 전까지 몸을 지탱한다.

Section 5

10. 고관절 회전요법

• **효능** 고관절의 피로를 해소하고 냉증을 개선한다.

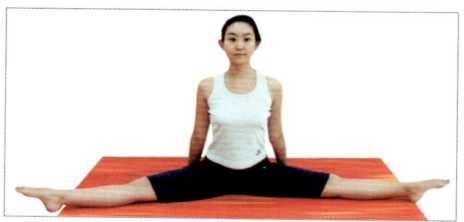

1 골반을 수직으로 유지한다. 다리를 편안하게 벌리고 앉아 숨을 들이쉬면서 배근을 똑바로 펴준다.

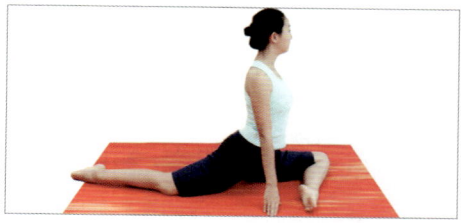

2 숨을 내쉬면서 골반을 오른쪽으로 90도로 회전시킨다.

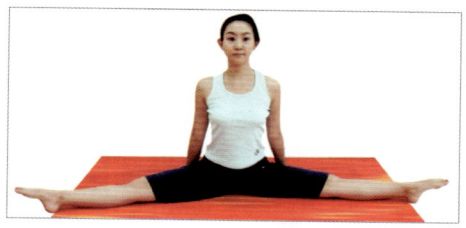

3 숨을 들이쉬면서 되돌아오고 숨을 내쉬면서 왼쪽도 같은 방법으로 행한다.

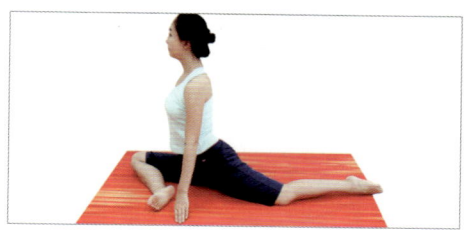

4 숨을 들이쉬면서 되돌리는 것을 반복한다. 앞으로 숙여지지 않도록 신경을 쓰며 4회 반복한다.

11. 골반 균형요법

• **효능** 골반 주변의 근육을 풀어주고 상반신의 기울어짐을 똑바로 해준다. 어깨 결림을 개선해준다.

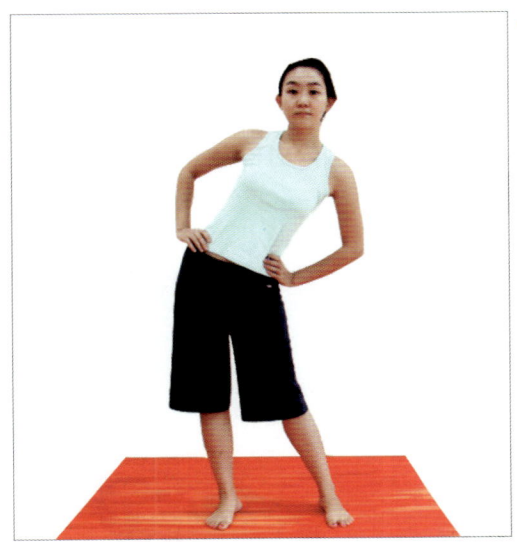

1 다리를 어깨 넓이로 벌리고 발끝과 발뒤꿈치를 똑바로 세운다. 호흡은 자연스럽게 하며 골반을 오른쪽으로 천천히 돌린다.

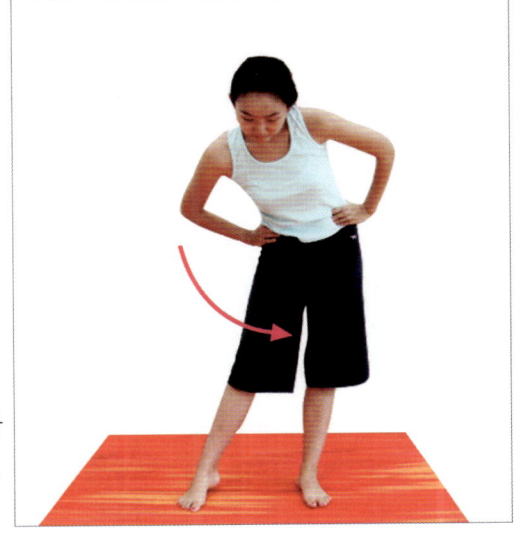

2 포인트 : 가능한 한 동작을 크게한다. 여유가 생기면 머리의 무게를 사용하여 크게 돌린다. 왼쪽도 같은 방법으로 10회 반복한다.

Section 5

12. 골반 신전요법

- **효능** 많이 벌어진 골반을 되돌리고 하복부를 당겨준다. 생리불순, 생리통을 해소한다.

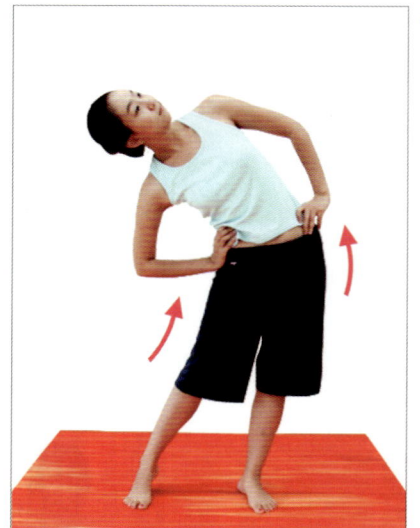

1 다리를 어깨 넓이로 벌리고 발끝과 발뒤꿈치를 똑바로 세우고 선다. 내쉬는 숨에 맞추어 골반을 오른쪽으로 밀어준다. 여유가 있으면 머리의 무게를 사용하고 골반을 내밀어준다.

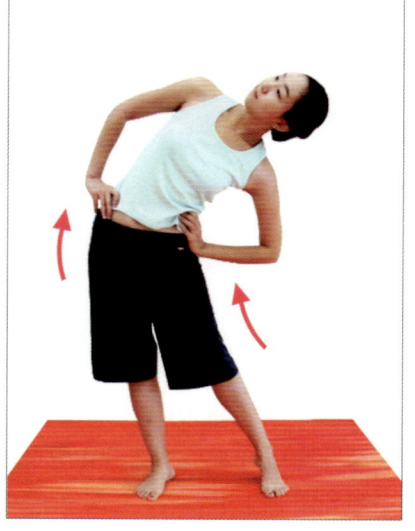

2 내쉬는 숨에 맞추어 밀어준다. 숨을 들이쉬면서 되돌아오고 왼쪽도 같은 방법으로 행한다. 좌우 10회씩 반복한다.

13. 무릎 관절 균형요법

• **효능** 다리 전체의 기울어짐을 잡아주고 걷는 방법의 버릇을 고친다. 하반신의 혈행을 좋게 하며 냉증을 개선한다.

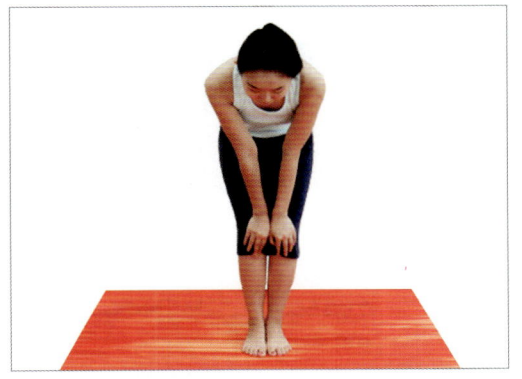

1 발가락 앞부분과 뒤꿈치를 모으고 똑바로 선다. 무릎을 가볍게 구부려 손은 무릎위에 올린다.

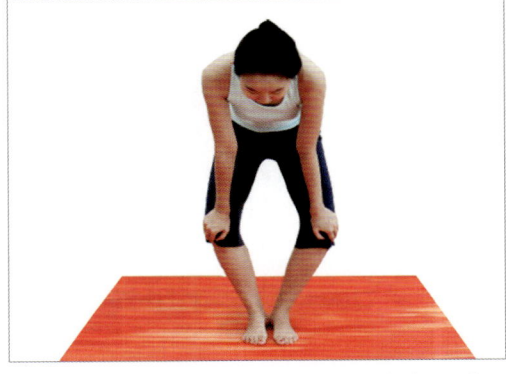

2 등을 조금 구부리고 꼬리뼈를 아래로 펴준다. 복부의 힘으로 몸을 지탱한다. 양쪽 무릎은 바깥쪽으로 돌리고 안쪽으로 돌린다. 각각 10회 행한다.

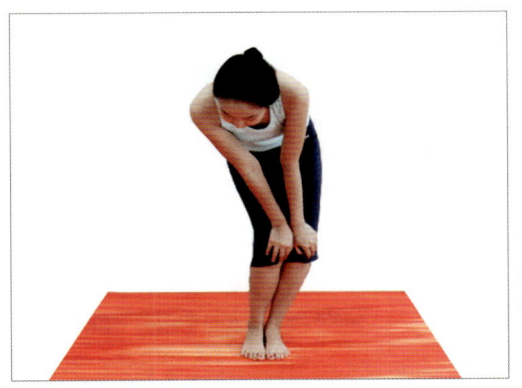

3 양쪽 무릎을 모으고 같은 방향으로 돌린다. 오른쪽으로 돌리고 왼쪽으로 돌리고 각각 10회씩 행한다. 호흡은 자연스럽게 행한다.

14. 골반 강화요법 1

• **효능** 골반을 바르게 유지하기 위한 근력을 만든다. 냉증과 피부질환을 개선한다.

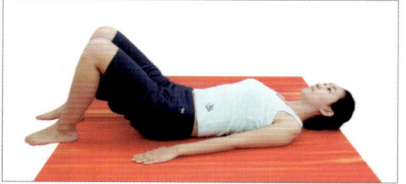 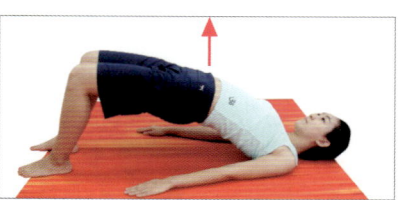

1 위를 향해 누워 가볍게 무릎을 구부린다. 다리를 허리 넓이로 벌리고 손바닥을 바닥에 댄다.

2 숨을 들이쉬면서 골반을 천천히 위로 똑바로 들어올리고 숨을 내쉬면서 천천히 내려온다. 동작을 3회 반복한다.

• **효능** 골반을 똑바로 유지하기 위해서 근력을 키운다. 냉증, 피부질환을 개선한다.

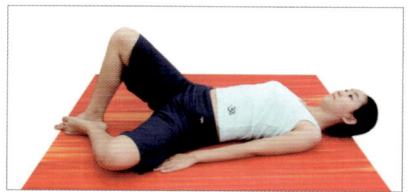 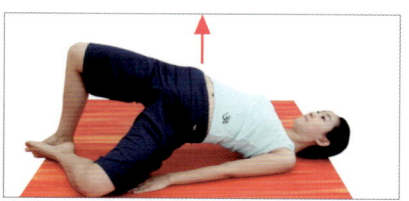

3 위를 향해 누워서 가볍게 무릎을 구부린다. 오른쪽 바깥쪽으로 벌리고 기울인다. 가볍게 구부린 왼쪽 다리의 발목에 오른발 뒤로 댄다.

4 양쪽 어깨가 바닥에서 떨어지지 않도록 한다. 숨을 들이쉬면서 골반을 천천히 들어올리고 숨을 내쉬면서 천천히 되돌린다. 동작을 3회 반복한다. 반대편도 같은 방법으로 3회 반복한다.

15. 골반 강화요법 2

• **효능** 골반을 바르게 유지하기 위한 근력을 키운다. 냉증과 피부질환을 개선한다.

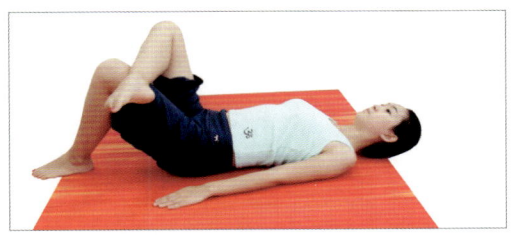

1 위를 향해 누워 오른쪽 다리의 무릎을 세운다. 왼쪽 다리를 구부려 발목을 오른쪽 무릎 위에 올린다.

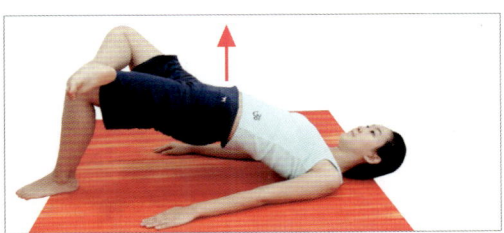

2 골반은 위로 똑바로 들어올린다. 숨을 들이쉬면서 골반을 똑바로 천천히 들어 올리고 숨을 내쉬면서 천천히 내린다. 반대편도 같은 방법으로 동작을 3회 행한다.

• **효능** 다리 전체의 붓기를 빼고 조여준다. O다리를 개선한다.

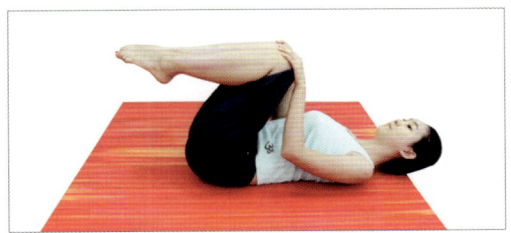

3 위를 향해 누워 양쪽 무릎을 모아준다. 양손을 무릎에 올려 가슴 쪽으로 끌어당긴다.

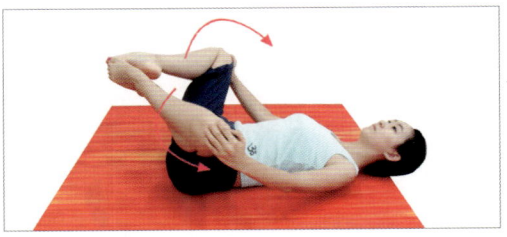

4 호흡과 함께 천천히 무릎을 벌리면서 바깥쪽으로 돌린다. 이때 가능하면 원을 크게 그리듯이 행한다. 바깥으로 돌리고 안쪽으로 10회 돌린다.

16. 요통 해소요법

• **효능** 골반에서 상반신 전체를 풀어주고 요통과 어깨 결림을 해소한다.

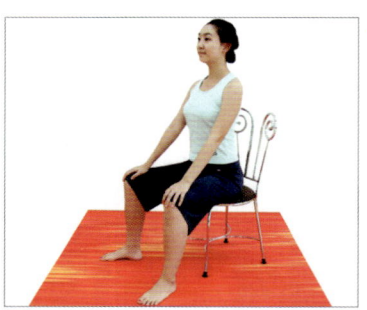

1 발 뒤꿈치가 무릎 바로 아래 오도록 의자 끝에 배근을 펴고 앉는다.

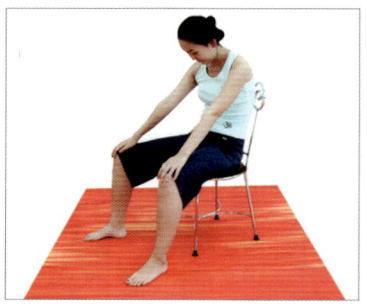

2 양손을 무릎에 두고 골반을 오른쪽으로 천천히 돌린다.

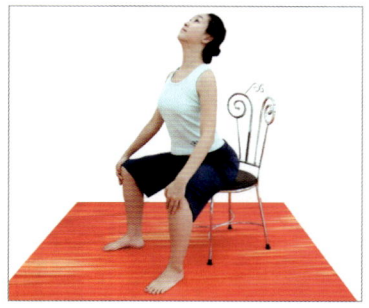

3 골반의 가동역을 최대한까지 사용한다.

17. 허리 회전요법

• **효능** 등에서 견관절을 풀어주고 허리를 조여주고 내장을 강화한다.

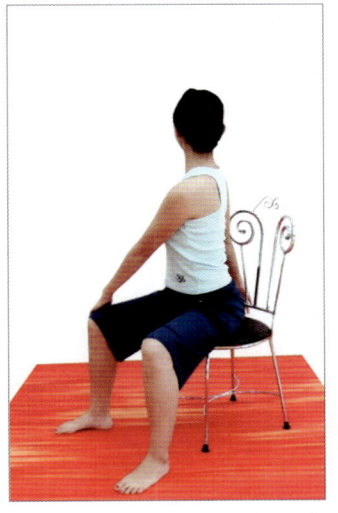

1 발 뒤꿈치가 무릎 바로 아래 오도록 의자 끝에 배근을 펴고 앉는다.

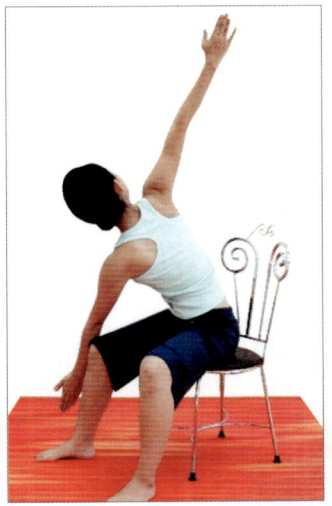

2 숨을 들이쉬면서 등을 똑바로 펴고 배골을 똑바로 펴주면서 상체를 앞으로 기울여 양팔을 벌린다. 숨을 내쉬면서 허리를 오른쪽으로 비틀고 양손을 상하로 벌린다.

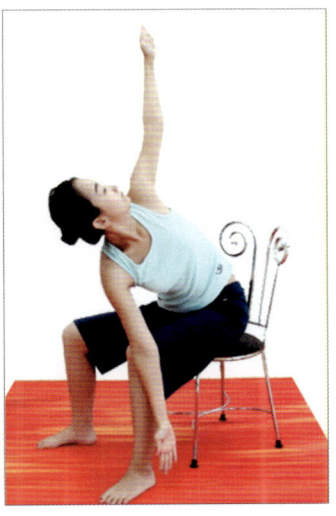

3 내쉬는 숨에 맞추어 비틀어준다. 숨을 내쉬면서 되돌리고 왼쪽도 같은 방법으로 반복한다. 동작을 좌우로 4회 행한다.

18. 무릎 신전요법

• **효능** 허리의 불균형을 개선하고 요통을 해소한다.

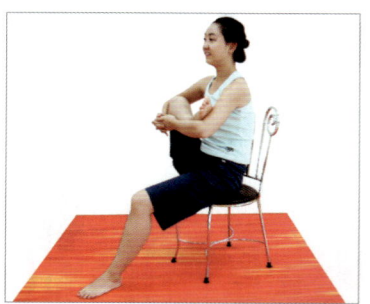

1 발 뒤꿈치가 무릎 바로 아래 오도록 의자 끝에 배근을 펴고 앉는다.

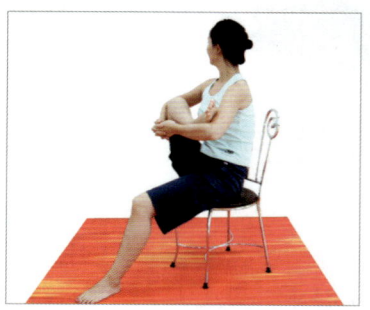

2 양손으로 무릎을 안고 골반을 기분좋게 펴준다.

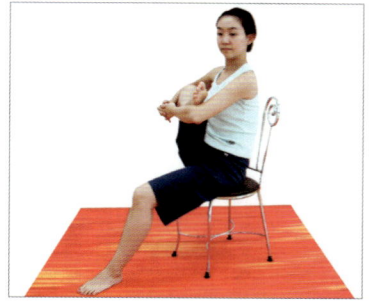

3 배근을 편 상태로 좌우로 천천히 흔든다. 반대편도 같은 방법으로 좌우로 5회씩 행한다.

19. 고관절 신진요법

• **효능** 고관절과 요통, 어깨 결림을 해소하며 허리를 조여준다.

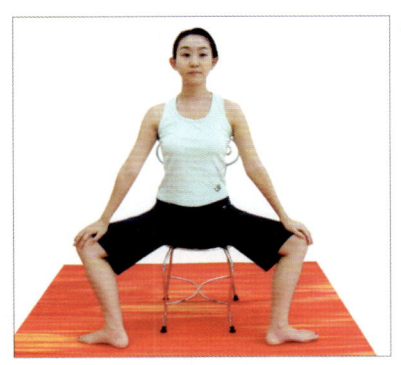

1 의자 끝에 배근을 펴고 앉아 양 다리를 벌릴 수 있을때까지 벌린다. 손을 무릎 안쪽에 두고 숨을 내쉬면서 배근을 펴준다.

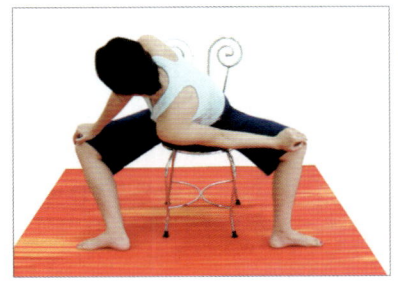

2 숨을 내쉬면서 어깨를 배꼽 앞으로 몸을 기울이고 허리에서 오른쪽으로 비튼다.

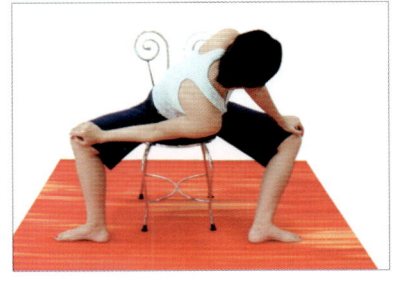

3 어깨가 배꼽 위치에 오도록 하고 숨을 내쉬면서 되돌린다. 반대편도 같은 방법으로 행한다. 동작을 좌우로 4회씩 행한다.

20. 고관절 안정요법

• **효능** 고관절의 회전을 부드럽게 하고 옆구리를 조여준다.

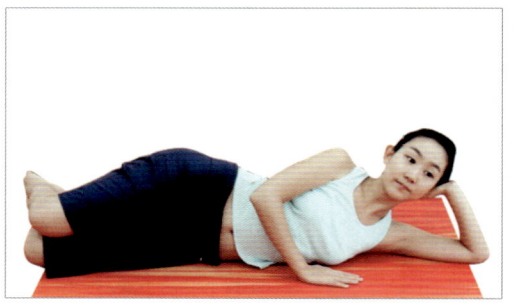

1 몸의 왼쪽으로 돌려 눕는다. 두 개의 요골이 상하 수직으로 되도록 다리를 겹친다. 양쪽 무릎을 직각으로 구부린다.

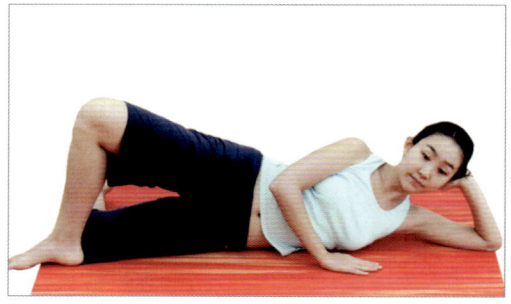

2 요골은 바닥과 수직이 되게 한다.
오른손은 가슴 앞에 두고 몸을 지탱한다. 왼손으로 머리를 지지하고 오른발을 왼쪽 무릎 앞에 둔다.

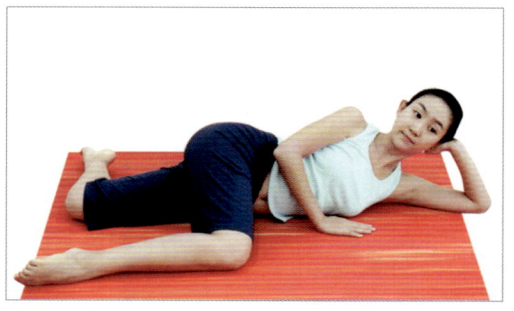

3 고관절에서 천천히 무릎을 내리고 천천히 무릎을 올린다. 동작을 4회 반복하고 반대편도 같은 방법으로 행한다.

21. 골반 정체요법

• **효능** 다리를 조여주고 예쁘게 걸을 수 있게 된다. 골반은 기울어지지 않는다.

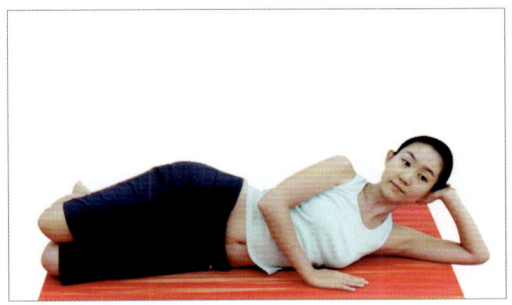

1 몸을 왼쪽으로 돌려 옆으로 눕는다. 2개의 요골이 상하 수직이 되도록 발을 겹쳐 양쪽 무릎을 직각으로 구부린다.

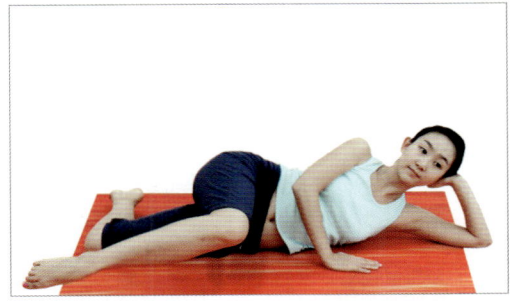

2 요골은 바닥과 수직이 되게 한다. 왼손으로 머리를 지탱하고 오른손은 가슴 앞에 두고 몸을 지탱한다.

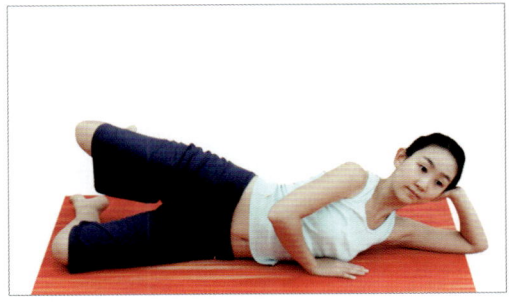

3 무릎을 구부린 상태로 오른발을 앞으로 내민다. 허리의 위치를 바꾸지 않도록 무릎을 뒤로 찬다. 동작을 4회 반복한다. 반대편도 같은 방법으로 행한다.

22. 골반, 대퇴 강화법

•효능 다리의 내측 근육을 단련하고 허벅지, 발목, 옆구리를 조여준다.

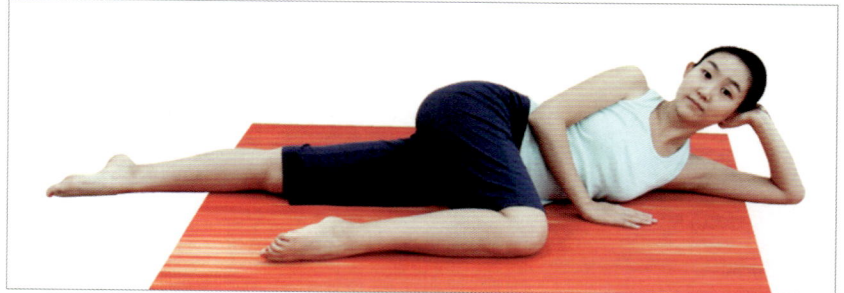

1 왼손으로 머리를 지탱하고 오른손을 가슴 앞에 두고 몸을 지탱한다. 두 개의 요골이 상하 수직이 되도록 다리를 모으고 오른발 무릎을 구부려 앞으로 내민다.

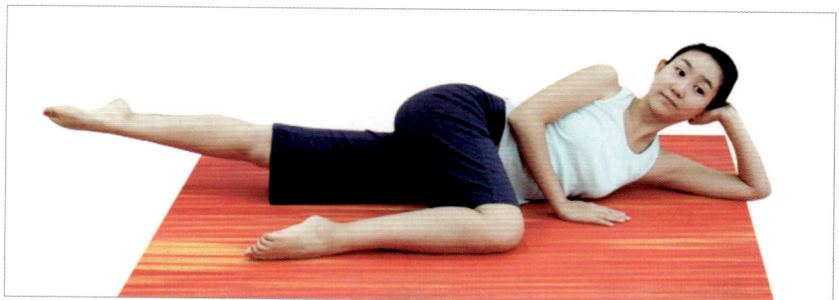

2 다리에 쓸데없는 힘을 넣지 않는다. 왼쪽 다리를 펴고 위로 끌어올려 천천히 내린다. 동작을 8회 반복한다. 아래 다리의 허벅지 근육을 의식하면서 멀리 펴도록 들어올리고 반대편도 같은 방법으로 8회 반복한다.

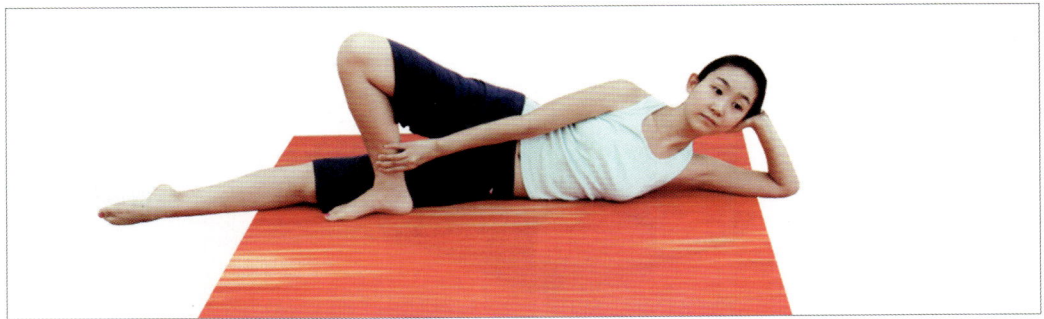

3 여유가 있는 경우는 왼쪽 다리를 펴준 상태로 오른손으로 오른쪽 다리를 잡는다.

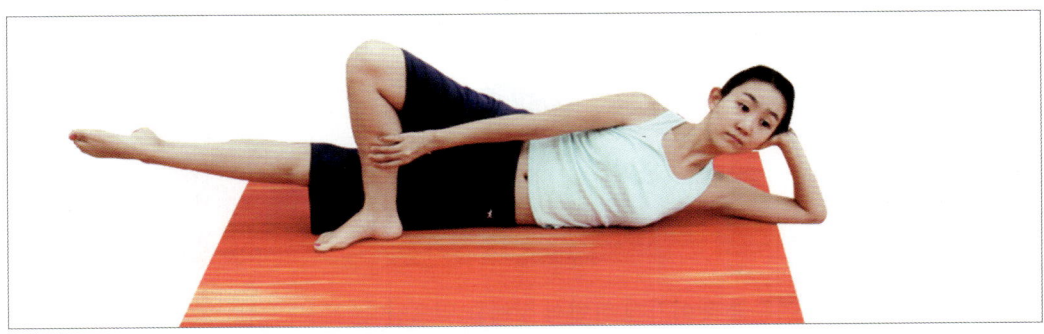

4 자세를 유지하면서 왼쪽 다리를 위로 잡아 올리고 천천히 내린다.

23. 고관절 복근 강화법

• **효능** 복근의 중심을 단련한다. 내장의 움직임을 강화하고 변비를 해소한다.

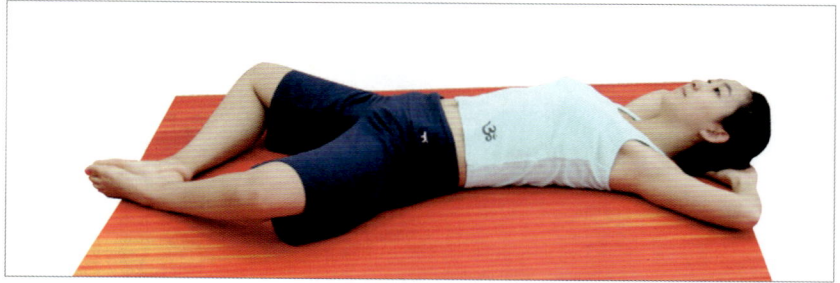

1 위를 향해 누워 발바닥끼리 모은다. 무릎을 바깥쪽으로 벌리고 머리 뒤로 손을 깍지낀다.

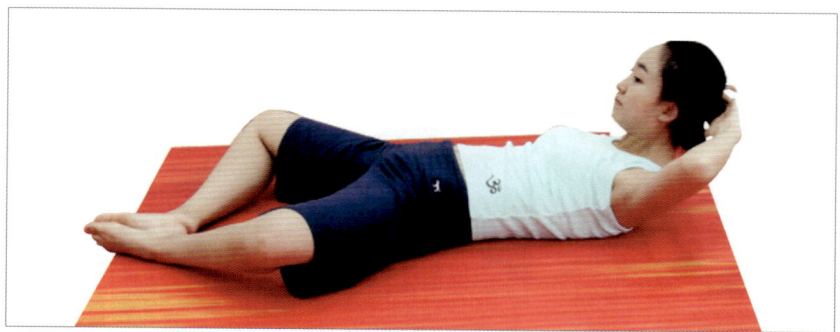

2 복부를 들어가게 하면서 상체를 일으킨다.
팔꿈치를 벌린 상태로 상반신을 견갑골까지 들어올린다. 배꼽을 펴는 이미지로 동작을 10회 반복한다.

24. 무릎 정체요법

• **효능** O자 다리를 개선한다. 다리가 비틀어진 것을 바로잡고, 아름다운 다리 라인을 만든다.

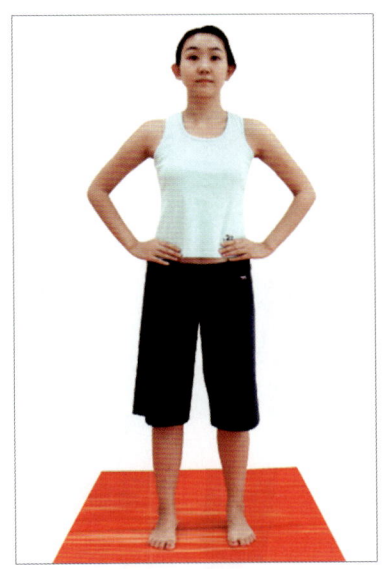

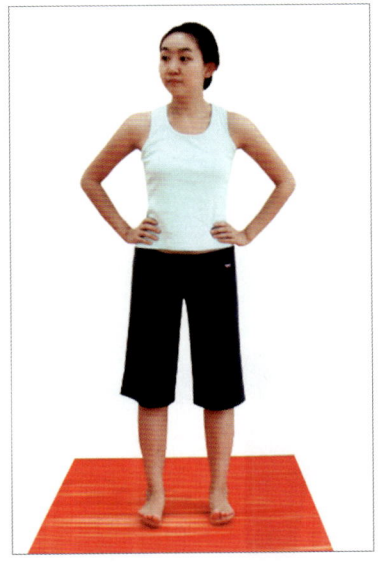

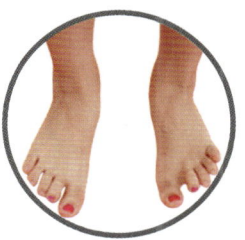

1 다리를 어깨넓이로 벌린다. 발 끝이 八자가 되지 않도록 발끝과 발 뒤꿈치를 똑바로 펴고 선다. 정수리부터 위로 펴는 느낌으로 배근을 펴준다. 엉덩이가 나오지 않도록 복부를 의식하고 어깨 힘을 뺀다.

2 복사뼈의 바깥쪽을 수축시켜 발 바깥쪽을 바닥에서 떨어뜨린다. 숨을 한번 들이쉬면서 무릎을 구부리고 숨을 내쉬면서 무릎을 펴준다. 동작을 10회 반복한다. 엉덩이가 뒤로 너무 빠지지 않도록 주의한다.

무릎 뒤가 안쪽으로 들어가지 않도록 주의한다.

25. 골반 균형요법

• **효능** 골반을 똑바로 유지하는 근육을 만든다. 한쪽 다리로 균형을 잡고 집중력을 높인다.

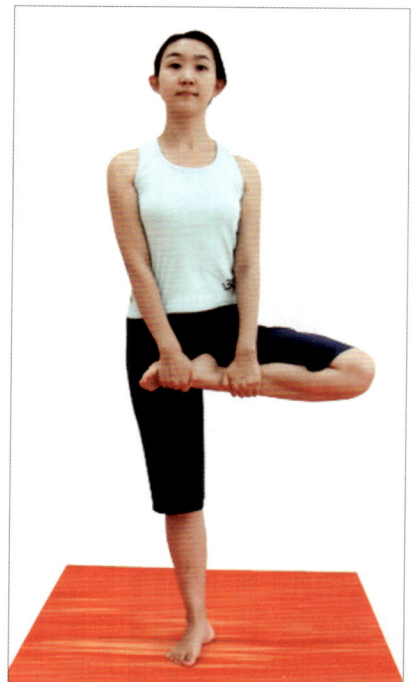

1 다리를 모아 똑바로 선다. 엉덩이가 나오지 않도록 주의하고 숨을 들이쉬면서 오른쪽 다리를 들어 올려 발바닥을 요골에 댄다.

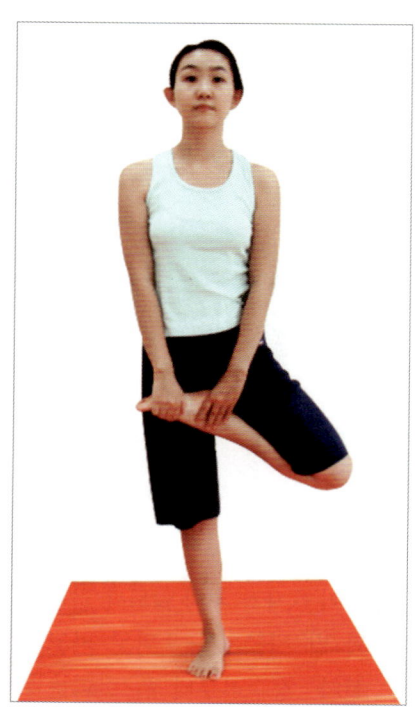

2 숨을 내쉬면서 무릎을 천천히 아래로 내린다. 이 동작을 좌우 5회씩 행한다. 엉덩이를 빼지 않는다.

26. 대퇴 강화요법

• **효능** 다리의 근력, 복근, 배근을 단련한다. 등이 굽은 것을 예방한다.

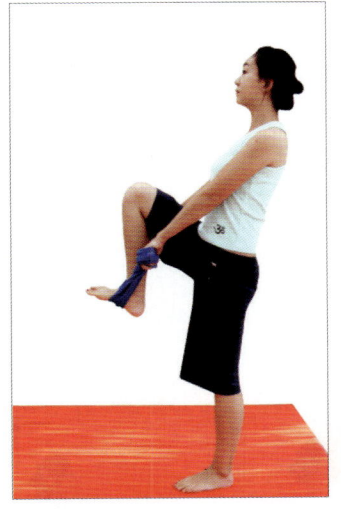 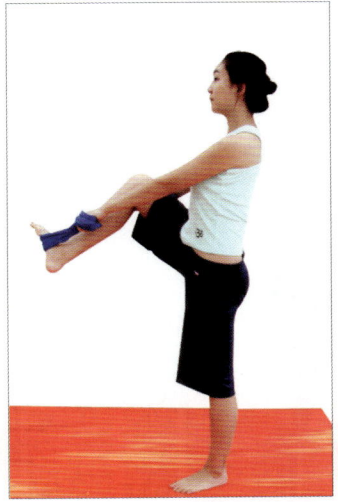 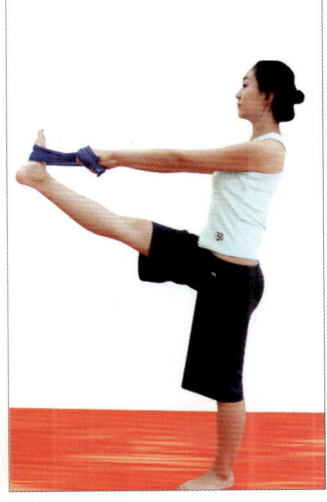

1 발을 모아 똑바로 선다. 수건 끝을 양손으로 잡고 오른쪽 다리 안쪽에 수건을 걸친다.

2 숨을 내쉬면서 기준이 되는 다리와 배근을 확실히 펴준다. 숨을 내쉬면서 등이 굽지 않을 때까지 천천히 오른쪽 다리를 펴준다.

3 가능한 한 크게 움직인다. 숨을 들이쉬면서 오른쪽 다리를 구부리고 숨을 내쉬면서 펴준다. 동작을 4회 반복한다.

Section 5

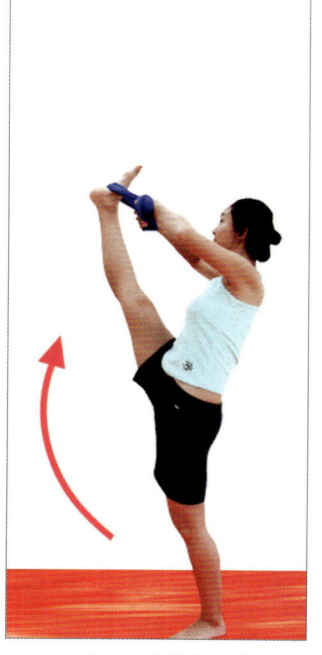

4 허벅지 안쪽을 펴주고 마지막으로 자세를 유지한다. 이때 호흡을 멈추지 않도록 한다. 반대측도 같은 방법으로 행한다.

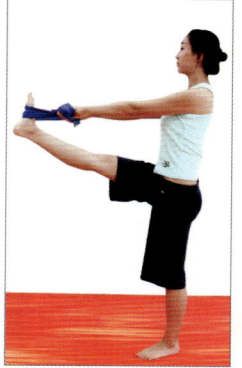

초심자가 힘들 경우 앞으로 나오는 다리의 무릎을 펴지 않아도 좋다.

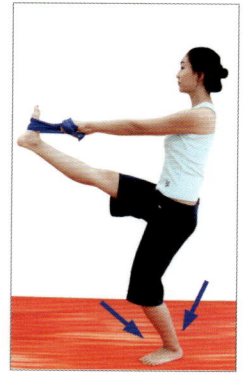

엉덩이를 빼지 않는다.

27. 골반 강화 신전요법

• **효능** 다리의 근력, 복근, 배근을 단련한다. 등이 굽은 것을 예방한다.

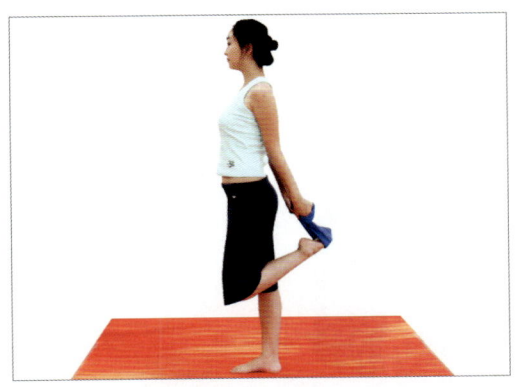

1 축이 되는 다리를 확실히 펴준다. 다리를 모아 똑바로 선다. 오른쪽 다리의 무릎을 구부려 발등에 수건을 올려둔다.

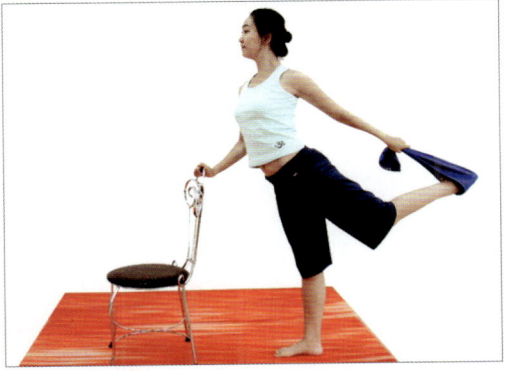

2 숨을 들이쉬면서 꼬리뼈를 아래로 펴준다. 숨을 내쉬면서 발끝을 뒤로 올린다. 동작을 4회 반복한다.
초심자가 한쪽 손으로 의자를 잡은 상태에서 수건을 양끝을 한쪽 손으로 잡고 발을 끌어올린다.

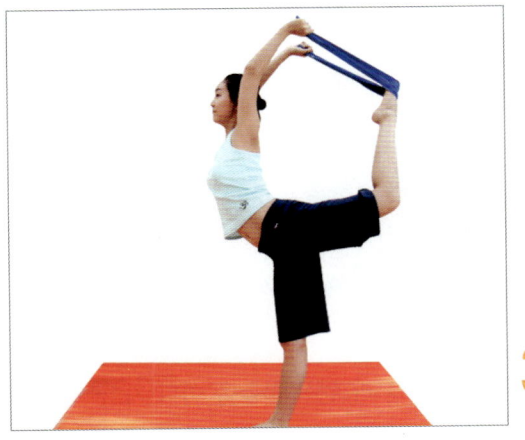

3 익숙하지 않으면 뒤로 내민 발의 높이를 낮춘다. 익숙해지면 천천히 발의 위치를 높인다.

Section 5

28. 골반 내외측 신전법

• **효능** 골반을 똑바로 유지하여 근력과 유연성을 키운다. 복근과 배근을 단련하고 굽은 등을 치료한다.

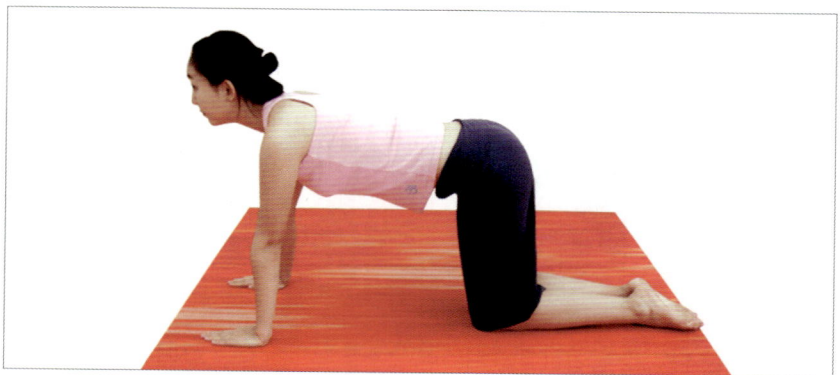

1 상반신과 발이 직각이 되도록 한다. 손은 어깨 바로 아래에 둔다.

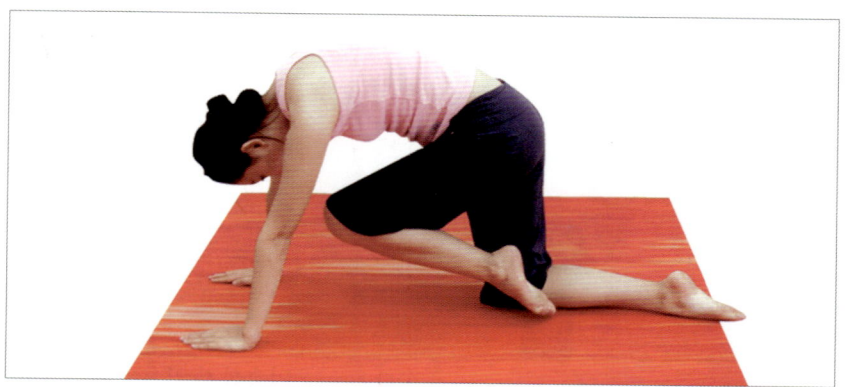

2 숨을 한번 내쉬고 들이쉬면서 등을 구부려 왼쪽 무릎을 이마 가까이에 둔다.

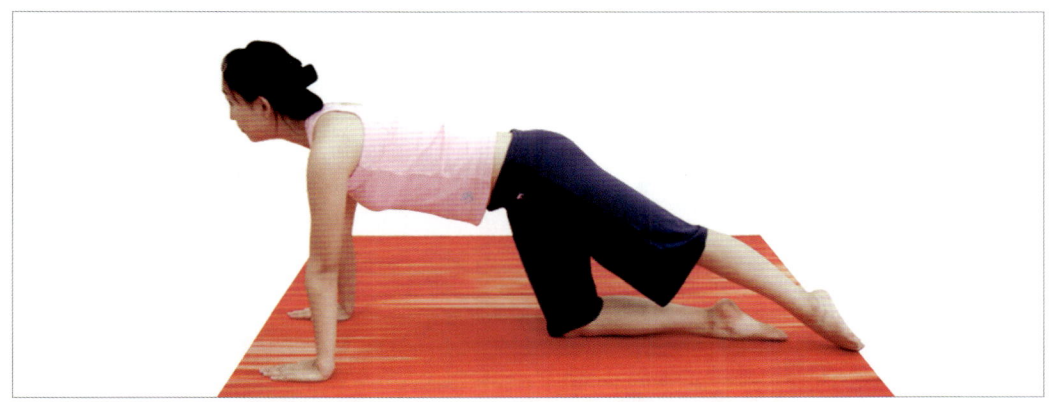

3 숨을 내쉬면서 머리 위에서 발끝까지 일직선으로 펴준다.

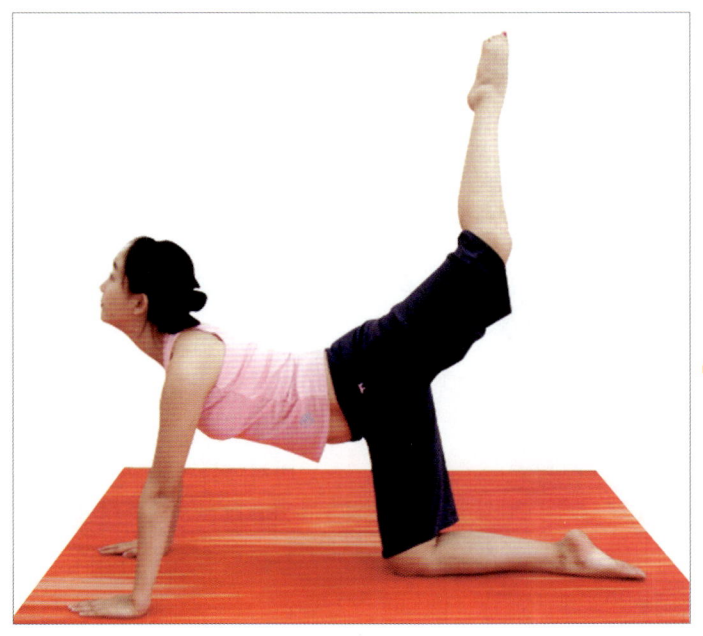

4 들어올린 다리는 바로 뒤로 숨을 내쉬면서 상반신을 천천히 뒤로 젖히고 무릎 아래 다리를 위로 올린다. 숨을 내쉬면서 되돌리고 동작을 4회 반복한다. 반대편도 같은 방법으로 행한다.

29. 골반 강화 신전법

• **효능** 균형있는 골반을 만들어주고 엉덩이를 당겨준다.

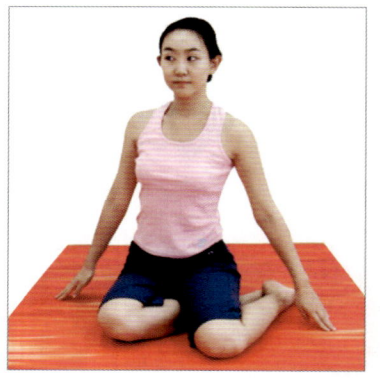

1 바르게 앉은 자세에서 엉덩이를 오른쪽으로 내린다.

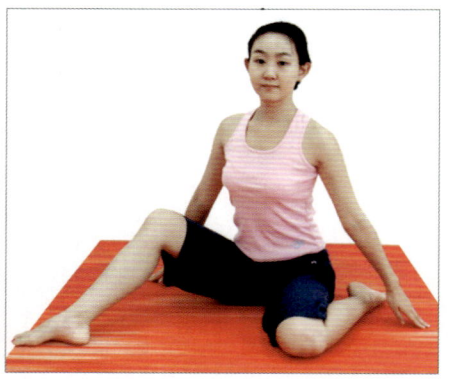

2 오른쪽 다리를 대각선 앞으로 대고 양손을 엉덩이 뒤로 올린다.

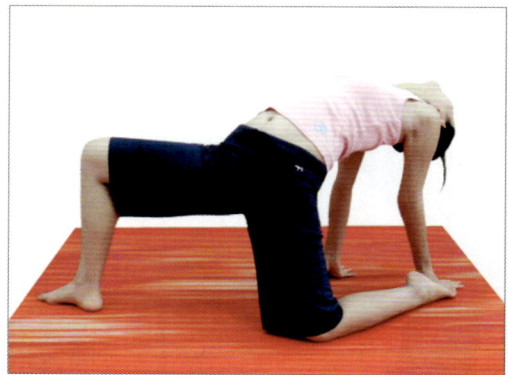

3 앞의 허벅지는 바닥과 수직으로 하고, 숨을 들이쉬면서 골반을 천천히 바로 위로 끌어올려 숨을 내쉬면서 되돌아온다. 동작을 2회 반복한다. 반대편도 같은 방법으로 행한다.

30. 골반 하지 신전법

• **효능** 고관절의 유연성을 높여주고 허리 주변을 조여준다.

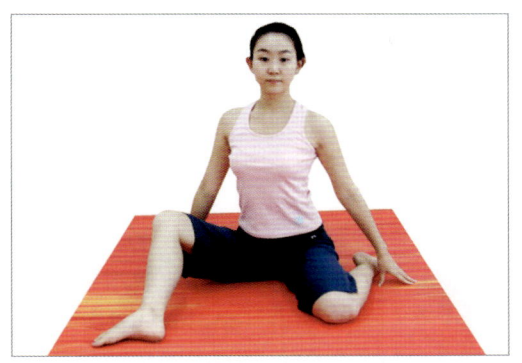

1 오른쪽 무릎과 발목을 90도로 구부려 앉는다. 왼쪽 다리는 안쪽으로 구부린다.

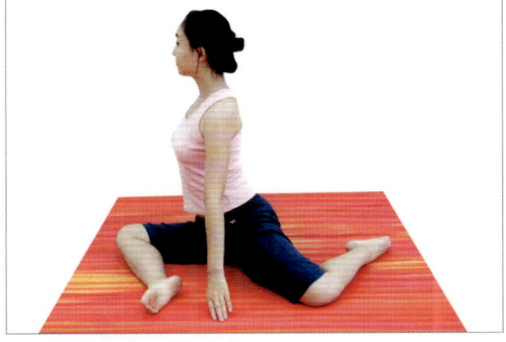

2 배근을 펴주고 골반을 오른쪽으로 향하게 한다. 골반을 수직으로 유지하고 뒤쪽 다리를 펴질 때까지 펴준다.

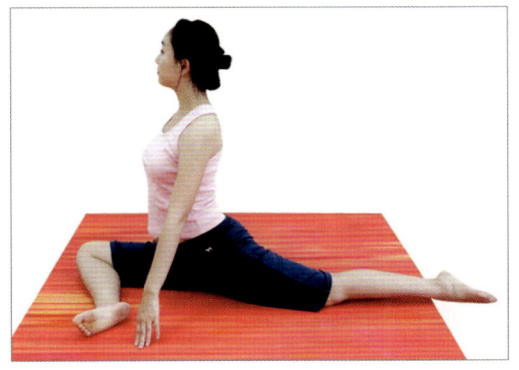

3 골반은 옆으로 향한다.
이 상태로 천천히 3회 호흡한다. 반대편도 같은 방법으로 행한다.

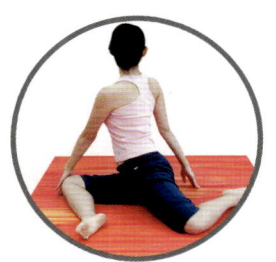

뒤로 다리를 펴준다. 여유가 있으면 허리에서 뒤로 비틀어준다.

31. 골반 신전법

• **효능** 골반의 불균형을 잡고 기초대사를 높여준다. 부드럽게 걷게 된다.

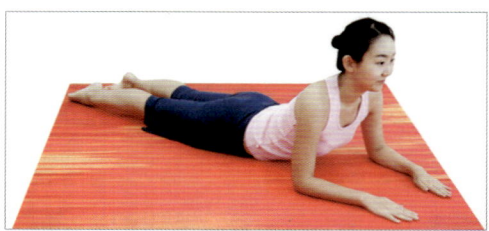

1 엎드린 자세에서 복부가 바닥에 닿지 않도록 팔꿈치로 몸을 지탱한다.

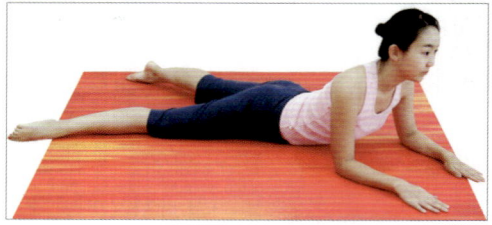

2 골반을 바닥에 댄 상태로 행한다. 엉덩이가 위로 뜨지 않을 때까지 왼쪽 다리를 앞으로 올린다.

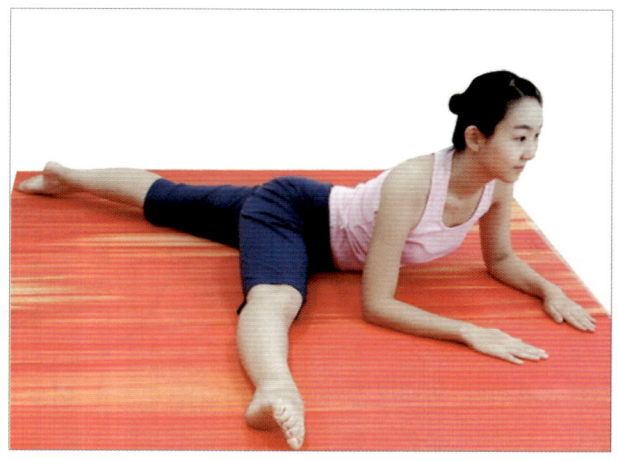

3 다리는 올릴 때까지 올린다. 이 동작을 5회 반복한다. 반대편도 같은 방법으로 행한다.

32. 요골 신전법

• **효능** 골반의 불균형을 치료하고 요통을 예방한다.

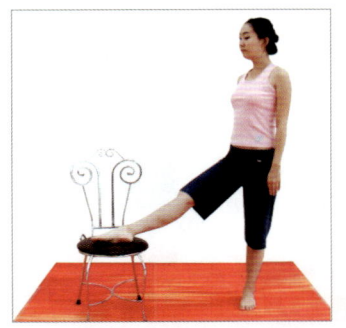

1 오른쪽 다리를 위자 위에 두고 왼쪽 다리를 축으로 무릎을 펴준다.

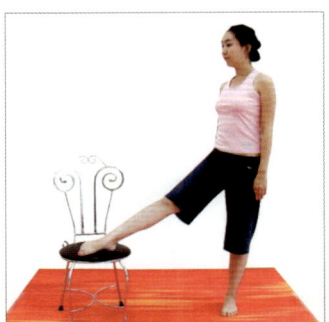

2 숨을 들이쉬면서 오른쪽 골반을 힘껏 들어 올린다.

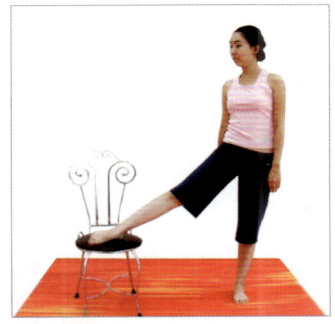

3 숨을 내쉬면서 골반을 천천히 내린다. 호흡에 맞추어 5회 반복한다.

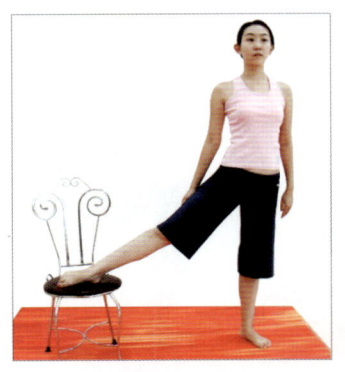

4 숨을 들이쉬면서 골반을 힘껏 들어올린다.

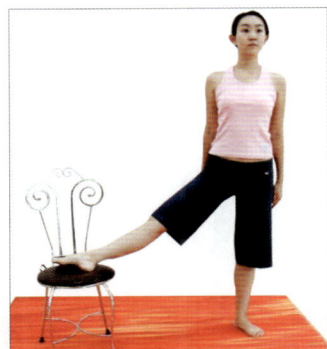

5 크게 움직인다. 숨을 내쉬면서 골반을 천천히 내린다. 호흡에 맞추어 5회 반복한다. 몸의 방향을 바꾸어 반대측도 같은 방법으로 행한다.

33. 체간 단련법

• **효능** 다리와 체간을 단련하고 대퇴부와 비장근을 날씬하게 한다.

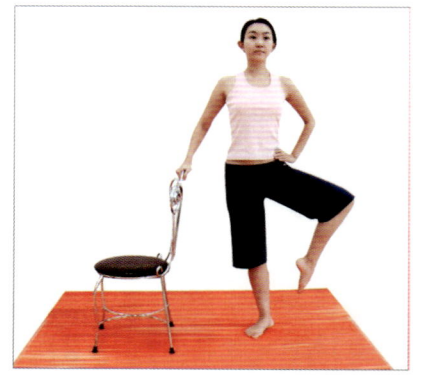

1 의자 등받이를 가볍게 잡는다.

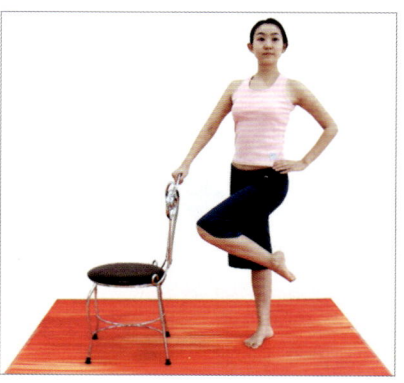

2 오른쪽 다리를 축으로 삼고 왼쪽 다리를 구부린다.

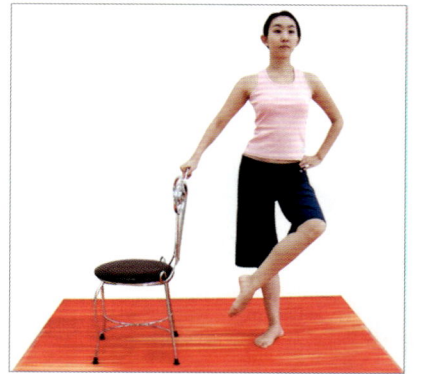

3 무릎으로 크게 8자를 쓴다.

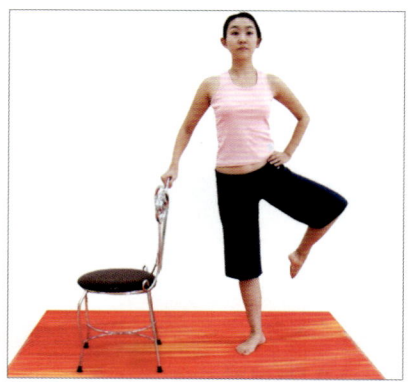

4 고관절에 힘을 넣지 않도록 하고 가능하면 부드럽게 행한다.

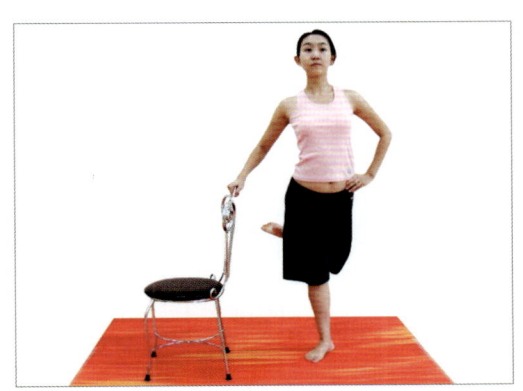

5 자연스럽게 호흡하여 8회 반복한다. 반대편도 같은 방법으로 행한다.

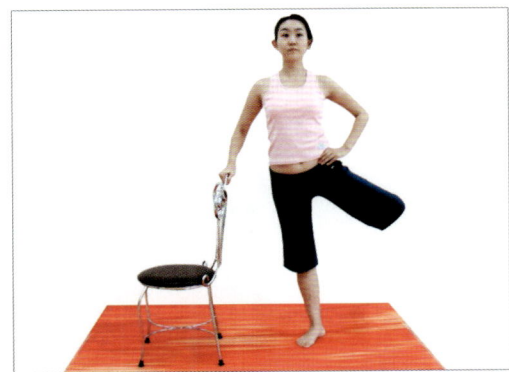

6 앞과 뒤 평등하게 움직인다.

34. 골반근력 강화법

• **효능** 골반을 똑바로 유지하여 근력을 단련하고 전신의 대사를 높여준다.

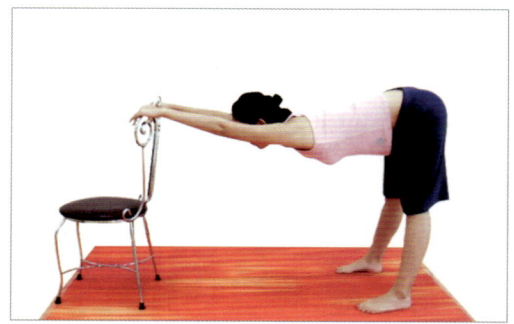

1 양손으로 의자의 등받이를 잡는다. 등과 바닥을 수평으로 하여 양쪽 다리를 단련한다.

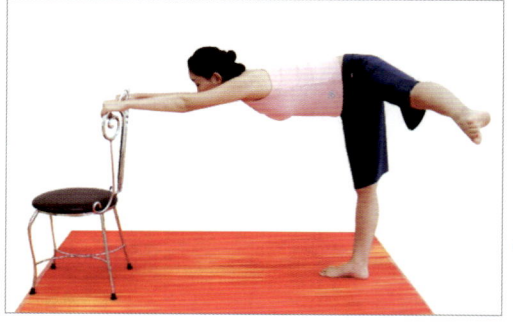

2 엉덩이의 위치를 고정시킨 상태로 왼쪽 다리를 옆으로 들어 올린다.

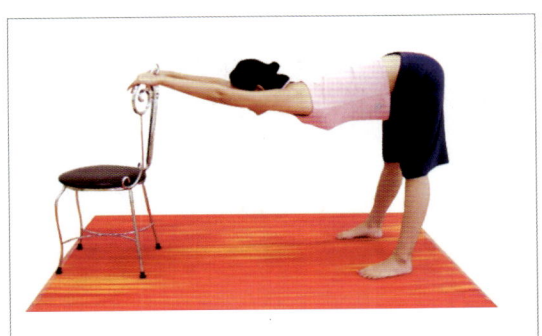

3 다리를 모으고 4회 반복한다.

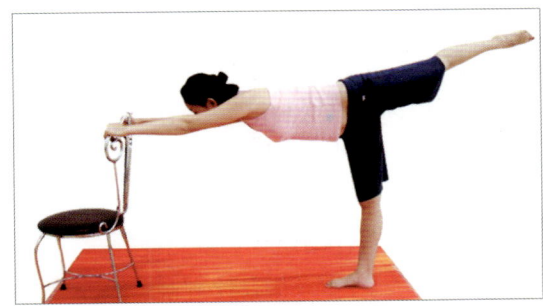

4 양쪽 다리의 무릎을 똑바로 한 후, 왼쪽 다리를 뒤로 올리고 천천히 되돌린다. 동작을 4회 반복한다. 반대편도 같은 방법으로 4회씩 반복한다.

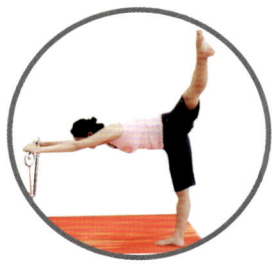

잘못된 자세 : 골반을 벌리고 다리를 너무 올리지 않도록 한다.

Section 5

35. 고관절 강화 신전법

• **효능** 고관절에서 다리 전체를 펴주고 전신의 대사를 높혀준다.

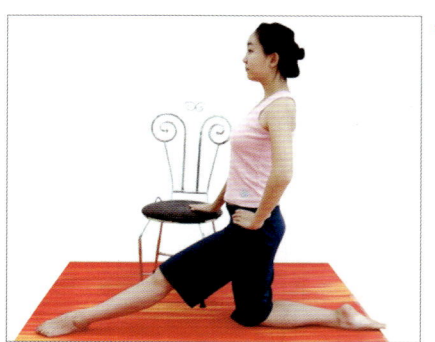

1 오른손으로 의자를 잡고 왼쪽 다리를 앞으로 내밀어 숨을 들이쉬면서 배근을 펴준다.

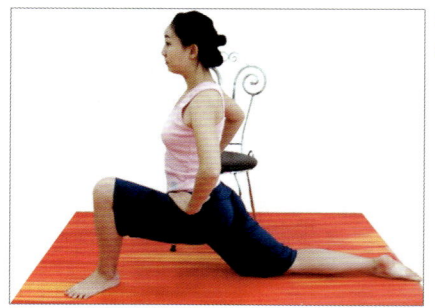

2 숨을 내쉬면서 왼쪽 다리에 체중으로 싣고 골반을 앞으로 내민다. 가슴을 젖히고 허리 뒤를 똑바로 펴주며 3회 호흡한다. 숨을 내쉬면서 되돌린다. 반대편도 같은 방법으로 행한다.
포인트 : 발끝과 무릎을 바깥쪽으로 조금 벌린다.

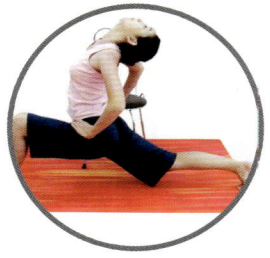

여유가 있으면 뒤쪽 다리의 발끝을 세우고 상반신을 뒤로 젖힌다. 무릎과 아킬레스건을 펴고 강도를 높인다.

36. 골반 균형 안전법

• **효능** 골반을 바른 위치로 되돌린다. 삐뚤어짐을 없애고 전신을 안정시킨다.

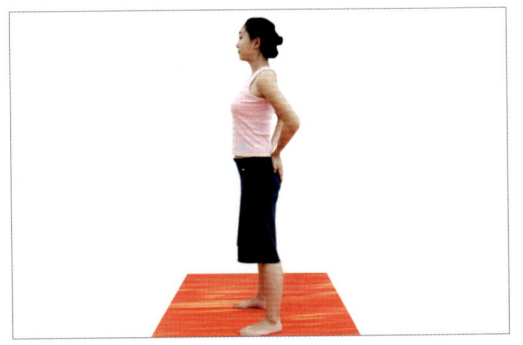

1 다리를 어깨 넓이로 벌리고 발끝과 뒤꿈치를 똑바로 세운다. 머리 위로 펴주는 듯이 배근을 펴준다.

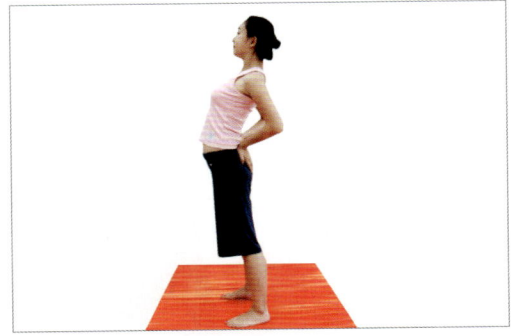

2 골반에 양손을 대고 숨을 내쉬면서 골반을 똑바로 앞으로 내민다. 이 동작을 8회 반복하여 행한다.

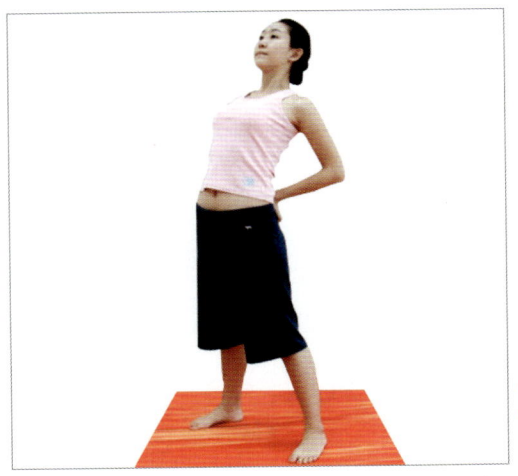

3 다리를 벌리고 숨을 내쉬면서 요골을 앞으로 내민다.

37. 발목 이완요법

• **효능** 발목의 유연성을 높이고 하반신의 대사를 높여준다.

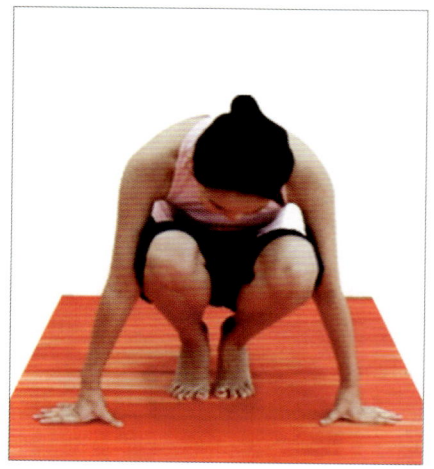

1 발을 어깨 넓이로 벌리고 무릎을 크게 구부려 양손을 바닥에 댄다.

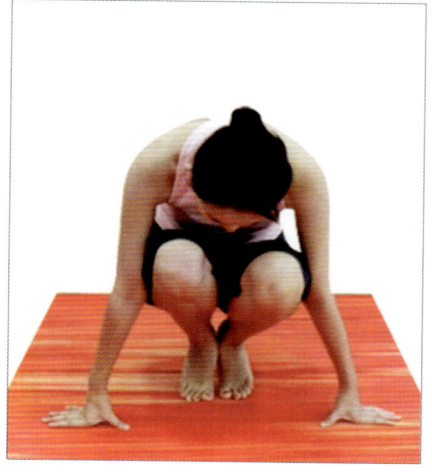

2 발끝을 세우고 발 뒤꿈치를 올린다. 손으로 몸을 지탱하면서 발목으로 원을 그린다.

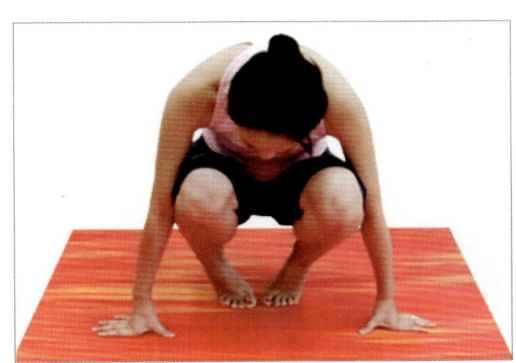

3 양쪽 발끝을 오른쪽으로 돌리고 왼쪽으로 돌리는 동작을 반복한다.

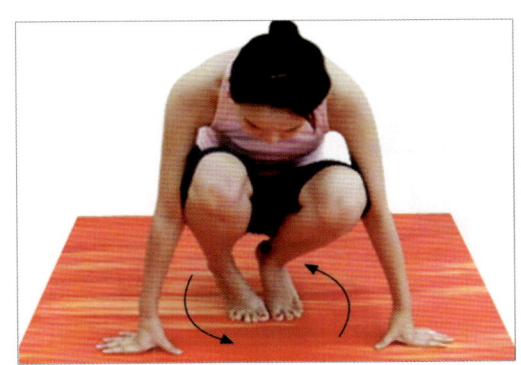

4 발목과 아킬레스건에 무리가 가지 않도록 유의한다.

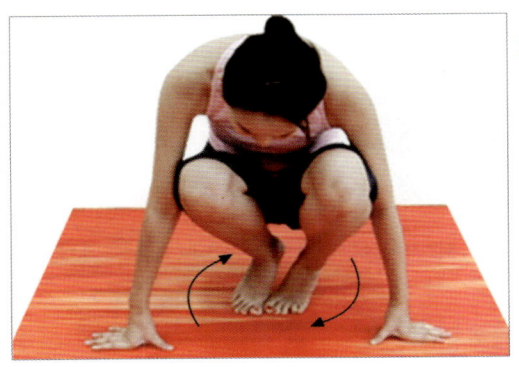

5 상반신은 수직이 되게 한다.

38. 복직근 강화요법

• **효능** 복직근(복부 위의 근육)을 단련하여 복부 주변에 지방을 뺀다.

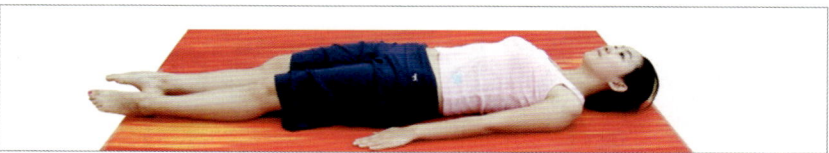

1 위를 향해 누워 다리를 펴준다.

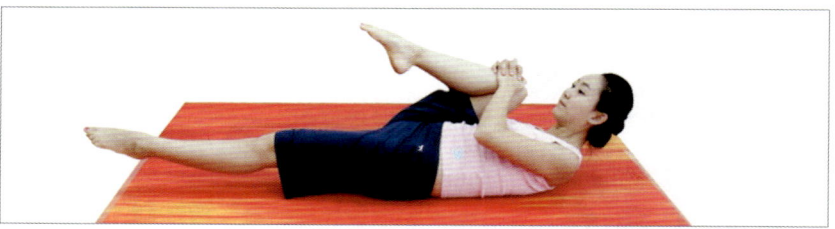

2 복부가 들어가도록 의식한다. 한번 숨을 내쉬고 숨을 들이쉬면서 오른쪽 무릎을 이마로 당긴다.

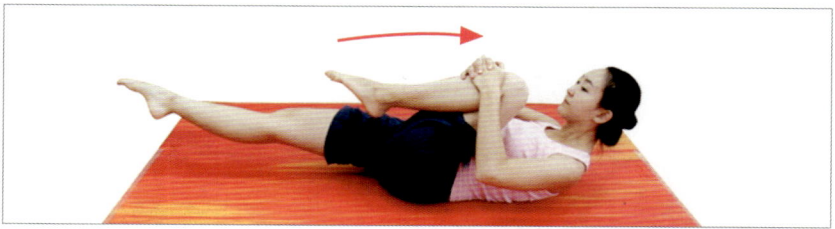

3 반대편 다리를 잡고 숨을 내쉬면서 왼쪽 무릎과 이마를 당긴다. 호흡에 맞추어 4회 반복한다.
여유가 있으면 다리를 펴고 발목을 잡는다.

39. 골반 강화요법

• **효능** 골반 주변의 근육을 풀어주고 단련한다. 전신의 대사를 높여준다.

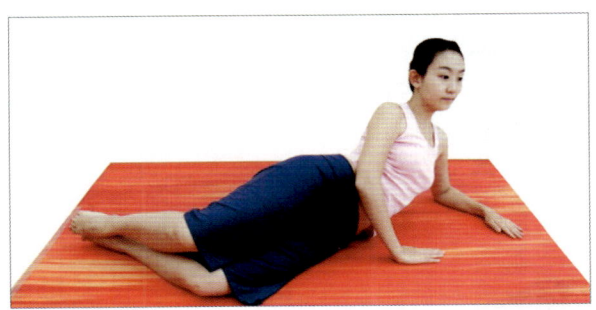

1 몸의 오른쪽을 아래로 내려 옆으로 둔다. 팔꿈치로 몸을 지지하고 무릎을 가볍게 구부린다.

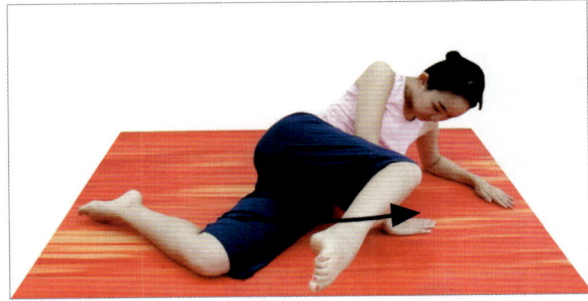

2 한번 숨을 들이쉬고 내쉬면서 등을 구부려 오른쪽 무릎을 이마 가까이로 당긴다.

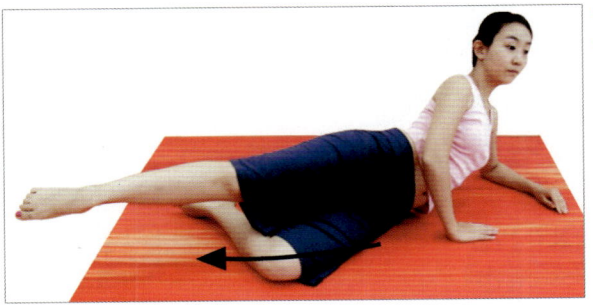

3 숨을 들이쉬면서 오른발을 가랑이부터 펴고 뒤로 올린다.

Section 5

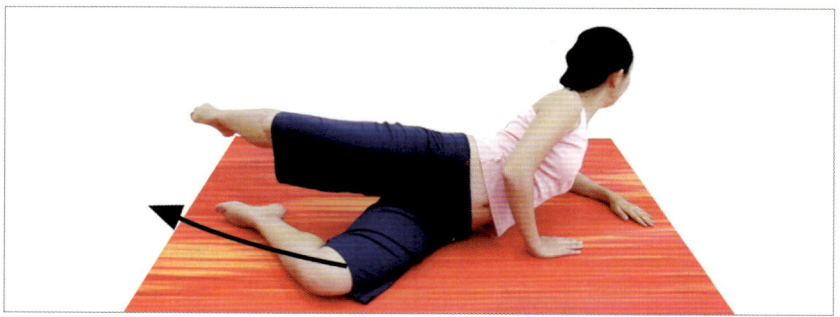

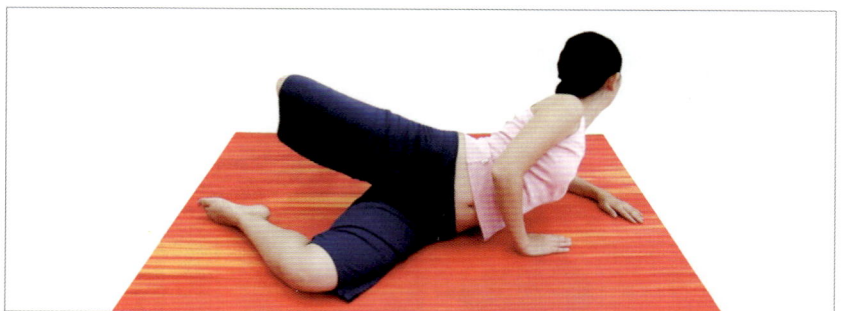

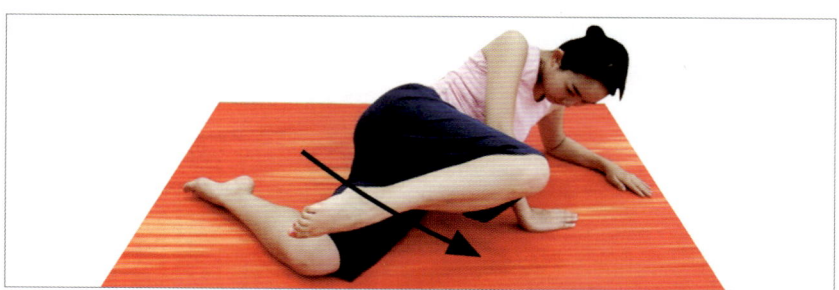

6 리듬에 따라 움직임을 반복한다.
자신의 발끝을 보는 듯한 이미지로 행한다. 호흡에 맞추어 8회 반복한다.
반대편도 같은 방법으로 행한다.

40. 내전근 균형요법

• **효능** 내전근을 펴고 상체를 똑바로 유지하여 근력을 주며 자세를 좋게 한다.

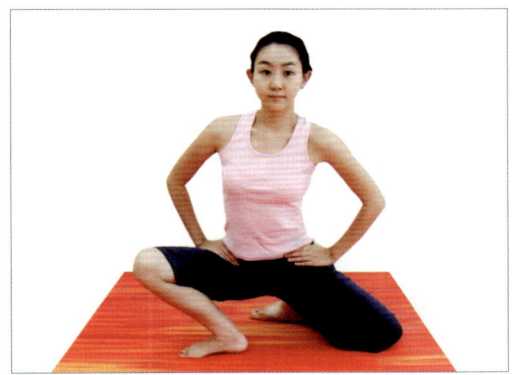

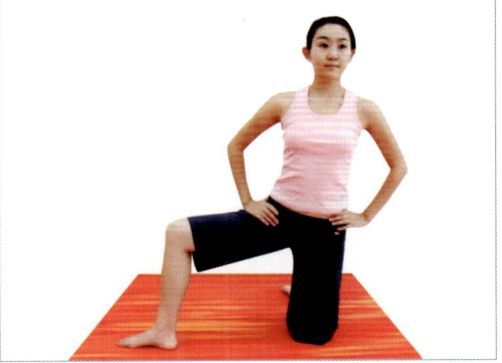

1 바르게 앉은 상태에서 무릎을 세우고 왼발을 옆으로 세워 무릎 가운데에 발 뒤꿈치를 올린다.

2 배근을 펴고 엉덩이 뼈를 아래로 펴준다. 한번 숨을 내쉬면서 엉덩이를 왼쪽 발 뒤꿈치에 대고 숨을 들이쉬면서 되돌린다. 동작을 4회 반복한다. 반대편도 같은 방법으로 행한다.

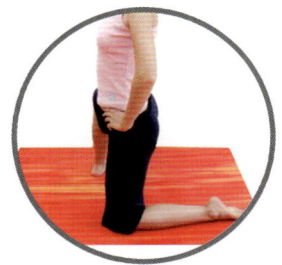

엉덩이 뼈를 아래로 펴주는 이미지로 행한다.

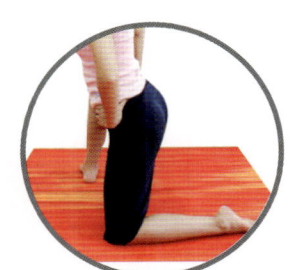

몸을 앞으로 숙이지 않도록 한다.

41. 복사근 강화요법

• **효능** 복사근을 단련하여 체간을 강하게 한다. 허리 주변을 날씬하게 한다.

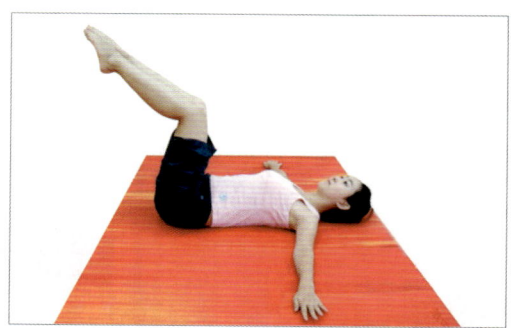

1 양손을 벌리고 위를 향해 눕는다. 가랑이와 무릎이 90도가 되도록 한다.

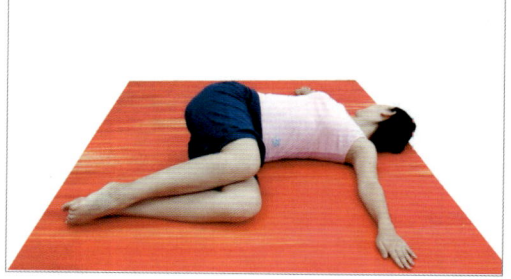

2 숨을 한번 들이쉬고 내쉬면서 천천히 오른쪽으로 기울인다. 다리가 바닥에 닿지 않을 때까지 유지한다.

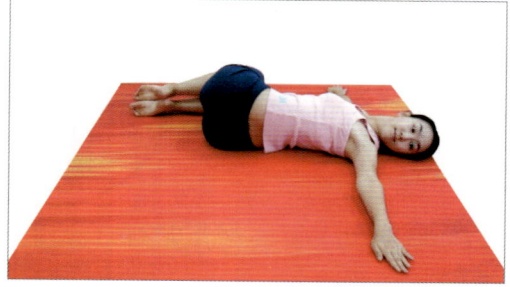

3 양손을 벌리고 위를 향해 눕는다. 대퇴부와 무릎이 90도가 되도록 한다.

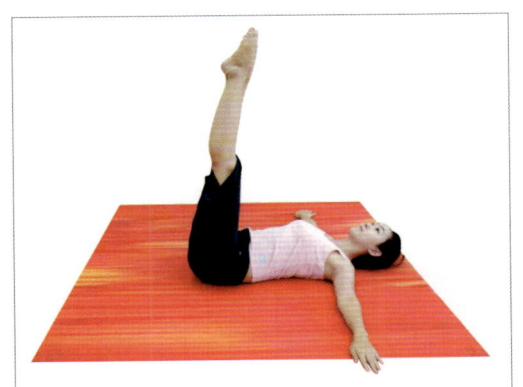

여유가 있으면 발을 펴고 부하를 높인다. 발을 펴준 상태에서 복사근을 단련한다.

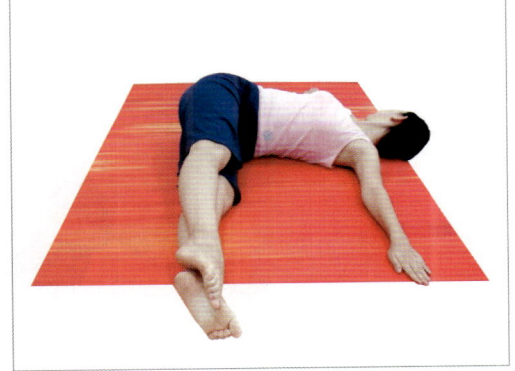

하지를 엉덩이 높이에 맞추고 시선을 반대쪽을 바라보고 행한다.

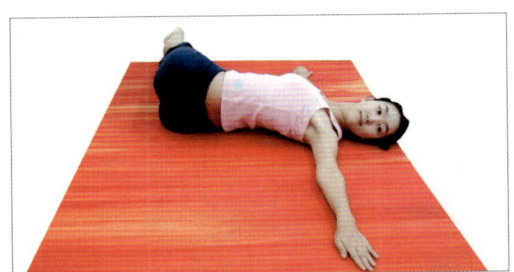

양 팔이 지면에서 떨어지지 않도록 유지한다.

42. 좌골 균형요법

• **효능** 골반과 배골의 비뚤어짐을 없애고 어깨 결림과 불면을 해소한다.

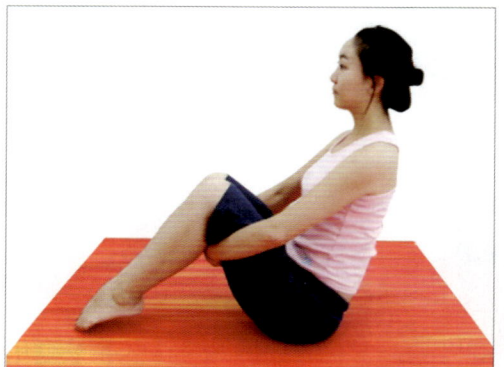

1 다리를 구부리고 앉아 허벅지를 손으로 감싸안는다.

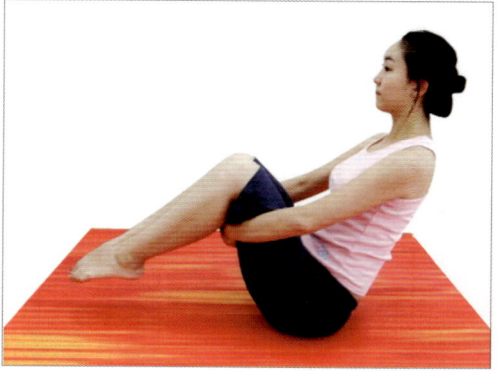

2 발끝을 띄우고 좌골로 균형을 잡는다.

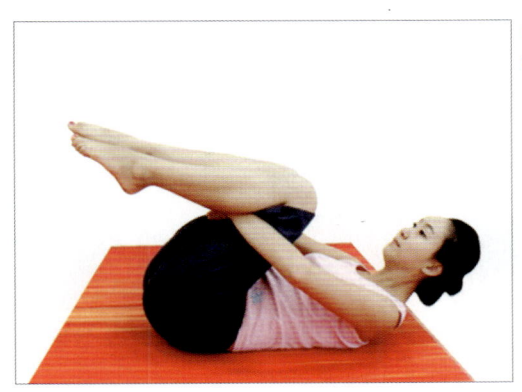

3 복근과 배근을 의식한다.
숨을 한번 들이쉬고 내쉬면서 등을 구부려 뒤로 천천히 눕는다.

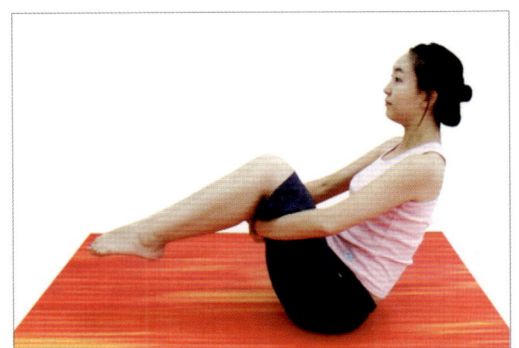

4 어깨에 힘을 뺀다. 숨을 들이쉬면서 복근과 배근을 사용하여 일어나고 발끝이 바닥에 닿지 않도록 좌골로 몸의 균형을 잡는다. 호흡은 멈추지 말고 계속한다. 동작을 10회 반복한다.

43. 고관절 이완요법

• **효능** 고관절의 유연성을 높이고 하반신의 대사를 높여준다.

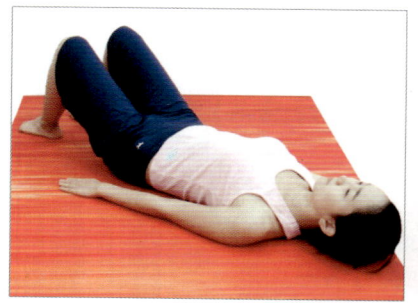

1 위를 향해 누워 무릎을 세운다.

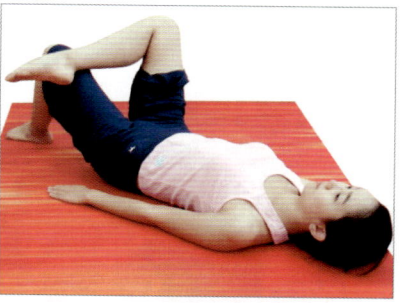

2 오른쪽 다리를 왼쪽 다리 무릎 위에 올린다.

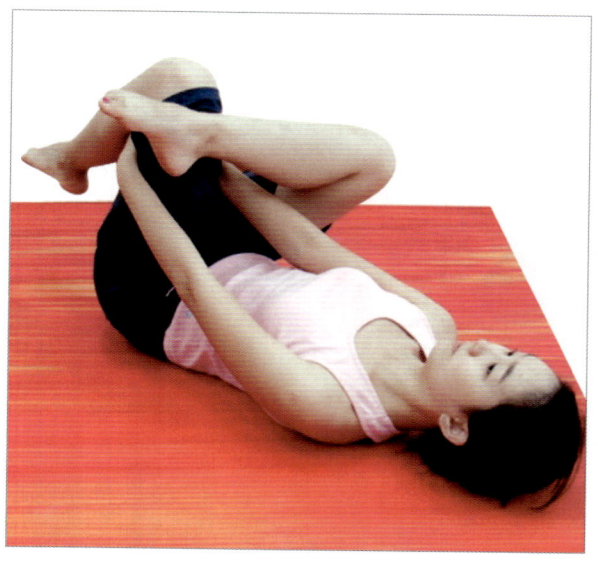

3 엉덩이 뼈를 바닥에 대고 펴준다. 오른발 뒤꿈치가 조금 나오도록 하여 양손으로 왼쪽 허벅지 뒤를 잡고 복부에 힘을 준다. 엉덩이 뼈가 바닥에 닿도록 펴주면서 천천히 3회 호흡한다.

44. 고관절 및 복근 강화요법

• **효능** 고관절의 좌우 움직임을 균등하게 한다. 원을 그리는 것을 의식하면 몸이 자연스럽게 교정된다.

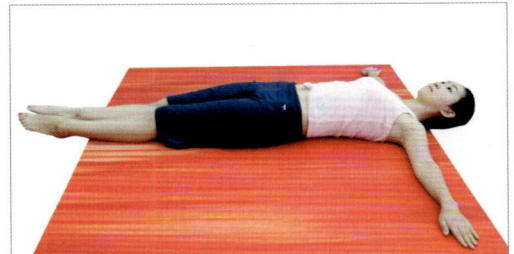

1 양손을 벌리고 위를 향해 눕는다.

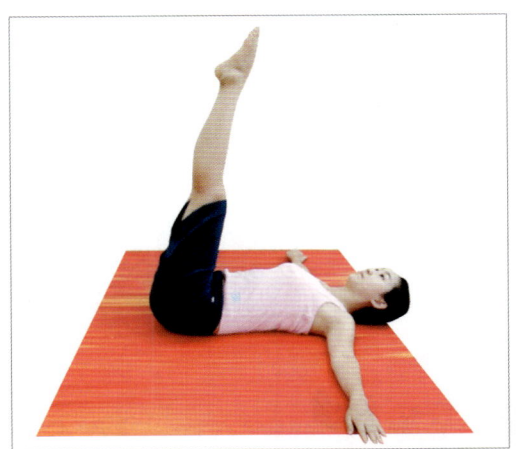

2 숨을 한번 들이쉬고 다리를 들어올린다.

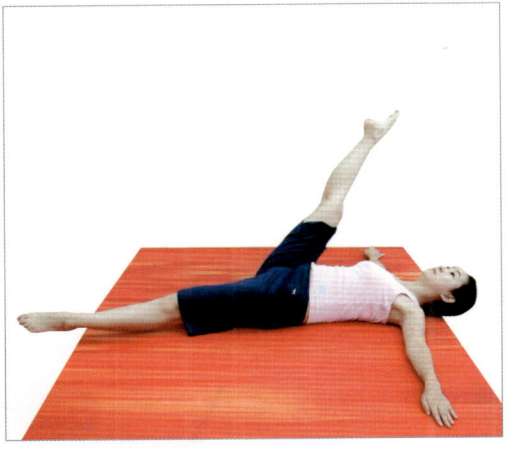

3 숨을 내쉬면서 다리를 상하로 벌린다.

Section 5

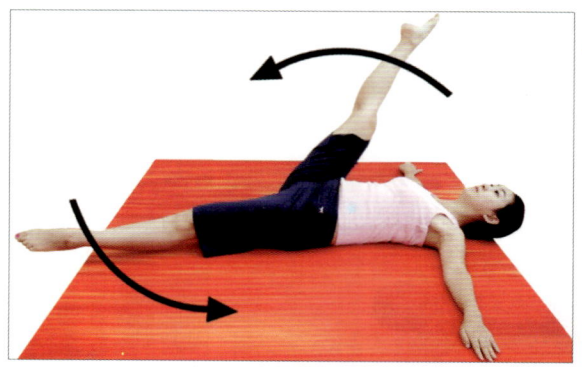

4 발끝을 펴고 행한다.

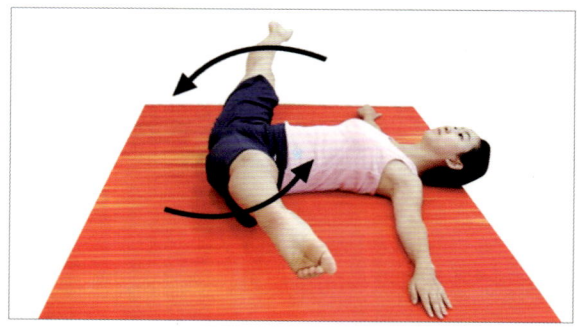

5 하지와 발끝을 완전히 펴주며 행한다.

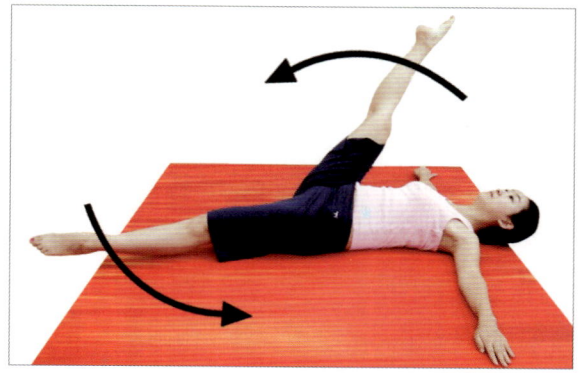

6 엉덩이와 상체를 바르게하고 하지와 발끝을 펴주고 행한다.

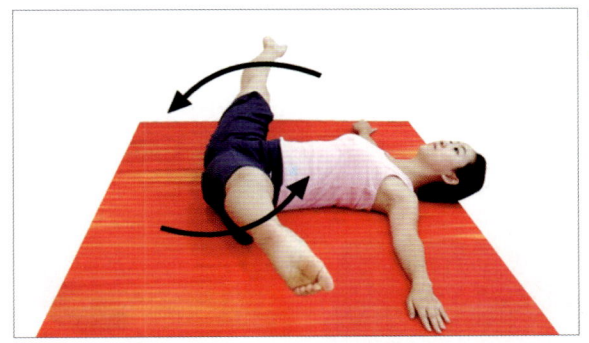

7 엉덩이와 요부를 바닥에 대고 펴준다.

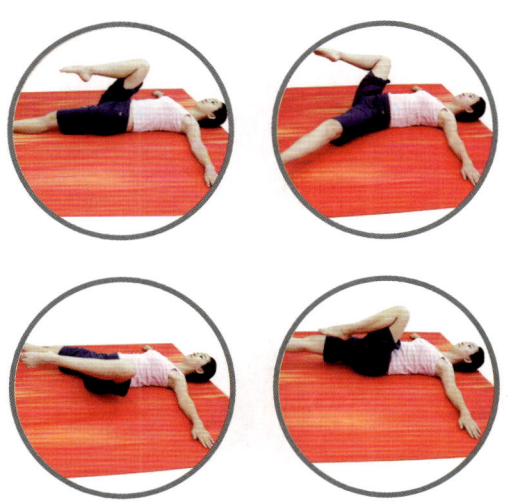

동작이 어려우면 무릎을 구부리고 행한다.

45. 골반, 복근 균형요법

• **효능** 골반과 복근의 근육을 강화하여 바른 체형을 잡아준다.

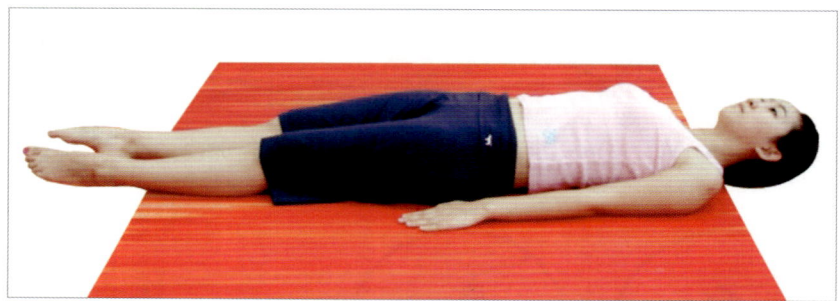

1 마음을 편안히하고 위를 향해 눕는다.

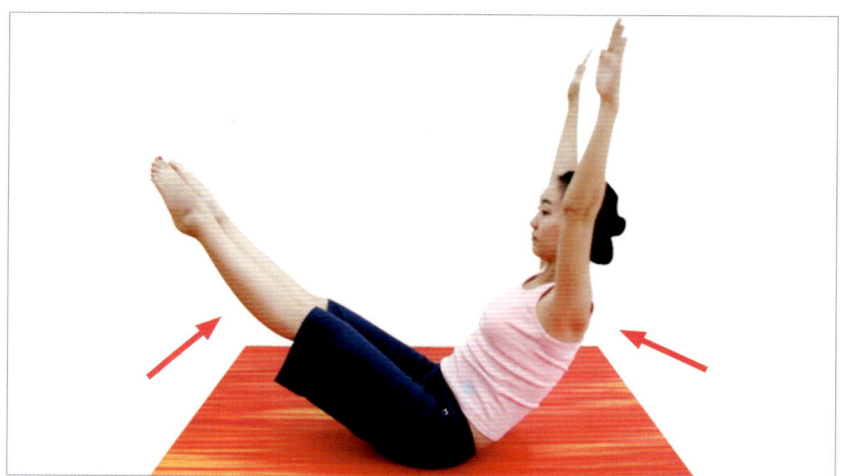

2 숨을 내쉬면서 상반신과 하반신을 동시에 들어올려 V자 균형을 잡는다. 이때 상체와 하체를 균형있게 올린다.

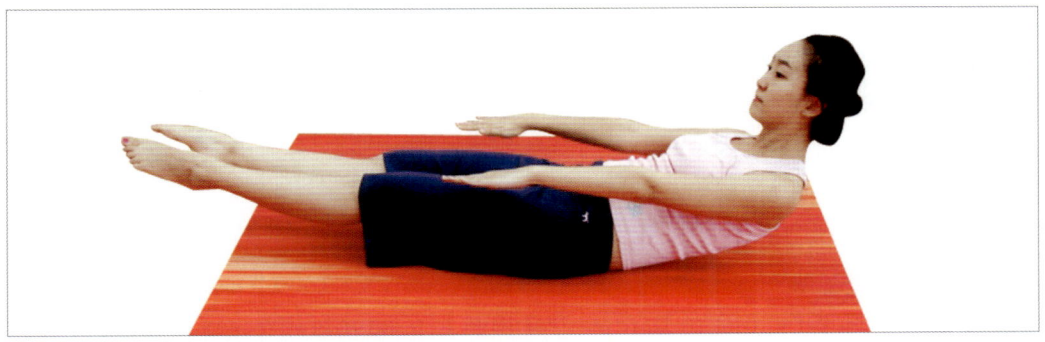

3 머리와 어깨를 바닥에 대지 않는다.
숨을 내쉬면서 발끝이 바닥에 닿지 않도록 머리와 다리를 든다. 균형을 잡으면 전신의 근력이 한쪽으로 치우치지 않게 된다.

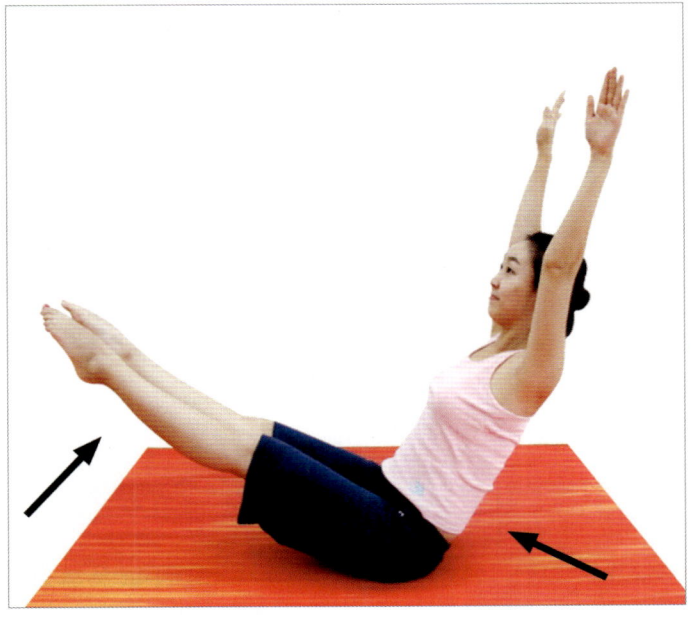

4 숨을 들이쉬면서 상반신과 하반신을 동시에 들어올려 V자 균형을 잡는다. 동작을 8회 반복한다.
동작이 어려우면 무릎을 구부리고 행한다. 어깨의 힘을 넣지 말고 호흡한다.

참고문헌

육조영 (1998). 운동후 Stretching과 Sports Massage가 피로회복에 미치는 영향. 한국스포츠리서치, 9(2).

육조영 (1999). 발관리요법. KSIDI 출판부.

육조영 (1999). 수면요법. KSIDI 출판부.

육조영 (1999). 피부마사지 요법. KSIDI 출판부.

육조영, 김명기, 이윤근, 임정일, 김석일, 김희선 (2000). 스포츠 마사지학. 도서출판 홍경.

Antoni, M.H., Goodkin, K., Goldstein, V., Laperriere, A., Ironson, G., & Fletcher, M.A. (1991). Coping responses to HIV-1 sorostatus notification predict short-term affective distress and one year immunologic status in HIV-seronegative and seronegative gay men [Abstract]. *Psychosomatic Medicine. 53*, 227.

Arkko, P.J., Pakarinen, A.J., & Kari-Koskinen, O. (1983). Effects of whole body massage on serum protein, electrolyte and hormone concentrations, enzyme activites, and hematological parameters. *International Journal of Sports Medicine. 4*, 265-267.

Armstronh, R.B., Warren, C.L., & Wyatt, F. (1989). The effects of massage treatment on exercise fatique. *Clinical Sports Medicine. 1*, 189-196.

Balnave, C.D., & Thompson, M.W. (1993). Effects of training on eccentric exercise-induced muscle damage. *Journal of Apple Applied Physiology. 75*, 1545-1551.

Barbach, L. (1983). For Each Other Doublenday Anchor Press.

Barlow, A., Clarke, R., Johnson, B., Seabourne, D., Thomas, & Gal, J. (2004). Effect of massage of the hamstring muscle group on performance of the sit and reach test. *Br. J. Sports Med. 38*, 349-351.

Barlow, Y., & Willouby, J. (1992). Pathophysiology of soft tissue repair. *Britigh Medicine Bullitin. 48*, 698-711.

Batavia, M. (2004). Contraindications for therapeutic massage: do sources agree? *Journal of bodywork and movement therapies. 8*, 48-57.

Berk, L.S., Nieman, D.C., & Youngberg, W.S. (1990). The effect of long endurance running on natural killer cells in marathoners. *Medical and Science in Sports and Exercise. 22*, 207-212.

Blalock, J.E. (1984). The immune system as a sensory organ. Journal *of Immunoligy. 32*, 1067-1070.

Brahmi, Z., Tomas, J.E., Park, M., & Dowdeswell, I.A.G. (1985). The effect of acute exercise on natural killer cell activity of trained sedentary human sebjets. *Journal of Allergy Clinical Immunology. 5*, 321-328.

Cafarelli, E., & Flint, F. (1992). The role of massage in preparation for and recovery from exercise. *Sports Medicine. 14*, 1-9.

Callaghan, M.J. (1993). The role of massge in the management of the athlete : a review. *British Jurnal of Sports Medicine. 27*, 28-33.

Carroll, K.K., Flynn, M.G., Bodary, P.F., Bushman., Choi, D.H., Weiderman, C.A., Brickmanm, T.M., Brickman, L.E., & Brolinson, B.A. (1995). Resistance Training and immune system function of young men. *Medical and Science in Sports and Exercise. 27*, S176.

Clarkon, P.M., & Newham, D.J. (1994). Associations between muscle soreness, damage and fatigue. *Advaned Experimental Medical Biology. 384*, 457-469.

Clarkson, P.M., & Sayers, S.P. (1999). Etiology of exercise-induced muscle damage. Canadian *Journal of Applied Physiology. 23*, 234-248.

Corbin, L. (2005). Safety and efficacy of massage therapy for patients with cancer. *Journal of cancer control. 12(3)*, 158-164.

Crenshaw, A.G., Thornell, L.E., & Friden, J. (1994). Intramusclular pressure, torque and swelling in the exercise-induced sore vastus lateralis muscle. *Act Physiology Scandinavian. 152*, 265-277.

Doershuckm, C.M., Allard, M.F., Lee, S., Brumawell, M.L., & Hogg, J.C. (1988). Effect of epinephrine on neutrophil kinetics in rabbit lungs. *Journal of Applied Physiology. 63*, 401-407.

Drew, T., Kreider, R., & Drinkard, B. (1990). Effects of post-event massage therapy on repeated ultra-endurance cycling. *International Journal of Sports Medicine. 11*, 407.

Edward, A.J., Bacon, T.H., Elms, C.A., Verardi, R., Felder, M., & Knight, S.C. (1984). Changes in the populations of lymphoid cells in human peripheral blood following physcal exercise. *Clinical*

참고문헌

Experimental Immunology. 58, 420-427.

Eisenberg, D.M., Kessler, R.C., Foster, C., Norlock, F.E., Calkins, D.R., & Delbanco, T.L. (1993). Unconventional medicine in the United States: Prevalence, coats and patterns of use. *New England Journal of Medicine. 328*, 246-252.

Ernst, E. (1998). Does post-exercise massage treatment reduce delayed onset muscle soreness? A systematic review. *British Journal of Sports Medicine. 32(3)*, 212-4.

Ernst, E. (2004). Manual therapies for pain Control: Chiropractic and massge. *Clin. J. Pain. 20*, 8-12.

Esperson, G.T., Elback, A., Ernst, E., Toft, E., Kaalund, S., Jersild, C., & Grrunner, N. (1990). Effect of physical exercise on cytokines and lymphocyte subpopulation inhnman peripherial blood. *Acta Pathology & Immunology Scandinaviam. 98*, 395.

Evans, W., & Cannon, J. (1991). Metabolic effects of exercise-induced muscle damage. Exercise and Sports Science Review. 19, 125.

Faulkner, J.A., Brooks, S.V., & Opiteck, J.A. (1993). Injury to skeletal muscle fibres during contraction : Conditions of occurrence and prevention. Physiological Therapy. 73. 911-921.

Ferrell-Torry, A.T., & Glick, O.J. (1993). The use of therapeutic massage as a nursing intervention to modify anxiety and the perception of cancer pain. Cancer Nursing. 16, 93-101.

Ferry, A., Picard, F., Duvallet, A., Weill, B., & Rieu, M. (1990). Changes in blood leukocyte populations induced by acute maximal and chronic submaximal exercise. *European Journal of Applied physiology. 59*, 435-442.

Field, T., Grizzle, N., Scafidi, F., & Schanberg, S. (1994). Massge and relaxation therapies' effects on depressed mothers. Manscript under reivew.

Field, T., Hernandez-Reif, M., Diego, M., Feijo, L., Vera, Y., & Gil, K. (2004). Massage therapy by parents improves early growth and development. Infant behavior & development. 27, 435-442.

Field, T., Morrow, C., Valdeon, C., Larson, S., Kuhn, C., & Schanberg, S. (1992). Massage reduces anxiety in child and aldolesscent psychiatric patients. *Journal of American Academic Child and Adolescent Psychiatry. 31*, 125-131.

Fitts, R.H. (1994). Cellulae Mechanisms of muscle fatique. *Physiololgical Review. 74*, 49-94.

Flankiln, G.A. (1993). The role of massage in preparation for and recovery from exercise. *Sports Medicine, 14(1).*

Fraser, J., & Kerr, J.R. (1993). Psychophysiological effects of back massage on elderly insstitutionalized patients. *Journal of Advance Nursing. 18*, 238-245.

Fulmer, J.E. (1994). The effect of pre-performance massage on frequency in sprinters. *Atheletic Training. 26.*

Galloway, S.D.R., & Watt, J.M. (2004). Massage provision by physiotherapists at major athletics events between 1987 and 1998. *Br. Sports Med. 38*, 235-237.

Goats, G.C. (1994). Massage : the scientific basis of an ancient art. Part 1. Yhe techniques. *British Journal of Sports Medicine. 28*, 149-152.

Gupta, S., Goswami, A., Sadhukhan, A.K., & Mathur, D.N. (1996). Comparative study of lactate removal in short term massage of extremities, active recovery and a passive recovery period after supramaximal exercise sessions. *International Journal of Sports Medicine. 17(2)*, 106-110.

Hart, J.M., Swanik, C.B., Tierney, R.T. (2005). Effects of sport massage on limb girth and discomfort associated with eccentric exercise. *Journal of athletic training. 40(3)*, 181-185.

Hinds, T., Mcewan, I., Perkers, J., Dawson, E., Ball, D., & George, K. (2004). Effects of massage on limb and skin blood flow after quadriceps exercise. *American college of sports medicine.*

Hoffman-Goetz, L., & Pederson, B.K. (1994). Exercise and the immune system; a model of the stress response? *Immunology Today. 15*, 382-387.

Howatson, G., Garze, D., & Someren, K.A. (2005). The efficacy of ice massage in the treatment of exercise-induced muscle damage. *Scand J. Med. Sci. Sports. 15*, 416-422.

Howell, J.N., Chleboun, G., & Conatser, R. (1993). Muscle stiffness, Strength loss, swelling and soreness following exercise-induced injury in humans. *Journal of Physiology. 464*, 183-196.

Hunt, M.E. (1990). Physiotherapy in sports medicine. In : Torg, J.S., Welsh, P.R. & Shephard, R.G.(Eds.). *Current Therapy in Sports Medicine. 2*, 48-50.

Hunter, A.M., Watt, J.M., Watt, V., & Galloway, S.D.R. (2006). Effect of lower limb massage on electromyography and force production of the knee extensors. *Br. J. Sports Med. 40*, 114-118.

Ironson, G., & Field, T. (1996). Massage therapy is associated with enhancement of the immune system's cytotoxic capacity. *International Journal of Neuroscience. 84*, 205-217.

Ironson, G., Field, T., Scafidi, F., Hashimoto, M., Kumar, A., Price, A., Goncalves, A., Burman, I., Tetenman, C., Patarca, R., & Fletcher, M.A. (2000). Massage therapy is associated with enhancement of the immune system's cytotoxic capacity. *International Journal of Neuroscience. 84*, 205.

Ironson, G., Friedman, A., Klimas, N., Antoni, M., Fletcher, M.A., Laperriere, Simonneau, J., & Schniederman, N. (1994). Distress, denial and low adherence to behavioral interventions predict faster disease progression in gay men infected with immunodeficiency virus. *International Journal of Behavior Medicine. 1(1)*, 90-105.

Jane, A.D., Richard, R.M., & Sarah, E.C. (1990). Effect of massage on serum level of β-endorphin and β-lipotropin in health adults, Physical therapy.

Jerrilyn, A., Cambron, D.C., M.P.H., Ph.D., Dexheimer, J., L.M.T., & Patrica Coe, D.C., C.M.T. (2006). Changes in blood pressure after various forms of therapeutic massage: a preliminary study. *The journal of alternative and complement medicine. 12(1)*, 65-70.

Jonhagen, S., Ackermann, P., Eriksson, T., Saartok, T., & Renstrom, P.A.F.H. (2004). Sports massage after eccentric exercise. *Am. J. Sports Med. 32(6)*, 1499-1503.

Kaye, A.D., Kaye, A.J., Swinford, J., Baluch, A., Bawcom, B.A., Lambert, T.J., & Hoover, J.M. (2008). The effect of deep-tissue massage therapy on blood pressure and heart rate. The journal of Alternative and complementary medicine. 14(2), 125-128.

Kendall, A., Hoffman-Goetz, L., Houston, M., & MacNeil, B. (1990). Exercise and blood lympocyte subset responses : intensity, duration and subject fitness effects. *Journal of Applied Physiology. 69(1)*, 251-260.

Kiecolt-Glaser, J.K., Glaser, R., Strain, E., Stout, J., Messick, G., Sheppaed, S. Ricker, G., Romisher, S.C., Briner, W., Bonnell, G., & Donnerberg, R. (1985). Psychosocial enhancement

enhancement of immunocompetence in a geriatric population. *Health Psychology. 4*, 25-41.

Kiecolt-Glaser, J.K., Glaser, R., Strain, E., Stout, J., Tarr, K., Holliday, J., & Specicher, C.E. (1986). Modulation of cellular immunity in medical students. *Journal of Behavior Medicine. 9*, 5-21.

Kuipers, H. (1994). Exercise-induced muscle damage. *International Journal of Sports Medicine. 15*, 132-135.

Langewitz, W., Ruttiman, S., Laifer, G., Maurer, P., & Kiss, A. (1994). The intergration of alternative treatment modalities in hiv ibfection-the patient's perspective. *Journal of Psyhosom Reserch. 38*, 687-693.

Leach, R.E. (1998). Hyperbaric oxygen therapy in sports. *American Journal of Sports Medicine. 26*, 489-490.

Lehn, C., & Prentice, W.E. (1994). Massage In Prentice W.E.(ed). Therapeutic Modalities in Sports Medicine. St. Louis, Mosby-Year Book Inc., 335-363.

Lewis, M., & Johnson, M.I. (2006). The clinical effectiveness of therapeutic massage for musculoskeletal pain: a systematic review. *Journal of Physiotherapy. 92.* 146-158.

Lewis, R.K. (1995). A Physiologic evaluation of the sports massage. *Athletic Training. 26.*

Longworth, J.C.D. (1982). Psychophysiological effects of back massage in normotensive females. *Advances Nurse Science. 4.* 44-61.

Mackinnon, L.T. (1989). Exercise and natural killer cells: what is the relationship? *Sports Medicine. 7*, 141-149.

Mackinnon, L.T. (1993). Exercise & *Immunology. Champaign.* IL, Human Kinetics.

Mackinnon, L.T., & Jenkins, D.G. (1993). Decreased salivary immunoglobulins after intense internal exercise before and after training. *Medicine and Science in Sports and Exercise. 25*, 678-683.

McCarthy, D.A., Snyder, A.C., Foster, C., & Wehrenberg, W.B. (1998). The leukocytosis of exercise, a review and model. *Sports Medicine. 6*, 333-363.

McKechnie, G.J.B., Young, W.B., & Behm, D.G. (2007). Acute effects of two massage techniques on ankle joint flexibility and power of the plantar llexors. *Journal of Sports Science and Medicine. 6*, 498-504.

참고문헌

Meek, S.S. (1993). Effects of slow stroke back massage on relaxation in hospice clients. IMAGE: *Journal of Nursing Scholarship. 25*, 17-21.

Moraska, A. (2007). Therapist education Impacts the massage effect on postrace muscle recovery. University of Colorado at Denver and Health Sciences Center, Denver, Co.

Mori, H., Ohsawa, H., Tanaka, T.H., Taniwaki, E., Leisman, G., & Nishijo, K. (2004). Effect of massage on blood flow and muscle fatigue following isometric lumbar exercise. *Med. Sci. Monit. 10(5)*, 173-178.

Nieman, D.C., Henson, D.A., Gusewitch, G., Warren, B.J., Dotson, R.C., Butterworth, D.E., & Nehlsen-Cannarella, S.L. (1993). Physical activity and immune fuction in elderly women. *Medicine and Science in Sports and Exercise. 25*, 823-831.

Nosaka, K., & Clarkson, P.M. (1992). Relationship between post-exercise plasma CK elevation and muscle mass involved in the exercise. 25. 823-831.

Nosaka, K., & Clarkson, P.M. (1992). Relationship between post-exercise plasma CK elevation and muscle mass involved in the exercise. *International Journal of Sports Medicine, 13(6)*, 471-475.

Oshida, Y., Yamanouchi, K., Hayamizu, S., & Satto, Y. (1988). Effect of acute physical exercise on lymphocyte subpopulation in trained and untrained subjects. *International Journal of Sport Medicine. 9*, 137-140.

Pedersen, B.K., Tvede, N., Hansen, F.R., Anderen, V., Bendixen, G., Bendtzen, K., Galbo, Haahr, P.M., Klarlund, K., Sylvest, J., Thomsen, B.S., & Halkjaer-Kristensen, J. (1988). Modulation of natural killer cell cativity in peripheral blood by physical exercise. *Scandinabica Journal of Immunology. 27*, 673.

Pedersen, B.K., Tvede, N., Klarlund, K., Christensen, L.D., Hansen, F.R., Galbo. H., Kharazmi, A., & kalkjaer-Kristensen, J. (1990). Indomethacin in vitro and in abolishes post-exercise supperssion of natural killer cell activity peripheral blood. *International Journal of Sports Medicine. 11*, 127-131.

Prentice, W.E. (1990). Therapeutic ultrasound In: Prentice, W.E.(Eds.). Therapeutic Modalities in

Sports Medicine(3rd ed.). 255-287. St. Louis: Mosby-Yearbook.

Rinder, A.N., & Sutherland, C.J. (1995). An investigation of the effects of massage on quadriceps performance after exercise fatigue. *Complement Therapy of Nurses and Midwifery. 1(4)*, 99-102.

Robertson, A., Watt, J.M., & Galloway, S.D.R. (2008). Effects of leg massage on recovery from high intensity cycling exercise. *Br. J. Sports Med. 38*, 173-176.

Rodenberg, J.B., Bar, P.R., & De Boer, R.W. (1993). Realation between muscle soreness and biochemical and funcional outcomes of eccentric exercise. *Journal of Applied of Applied Physiology. 74*, 2979-2983.

Rodenburg, R.J., & Shek, P.N. (1995). Amino acid, dieting, glycogen, muscle injury, overtraining, reactive, and species : Heavy exercise, nutrition and immune funtion. Is there a connection. *International Journal of Sports Medicine. 16*, 491-497.

Russell, M. (2006). Massage therapy and restless legs syndrome. *Journal of bodywork and movement therapies. 11*, 146-150.

Sala Horowitz (2007). Evidence-based indications for therapeutic massage. Alternative & complementary therapies. 30-35.

Schillinger, A., Koenig, D., Heafele, C., Vogt, S., Heinrich, L., Aust, A., Birnesser, H., & Schmid, A. (2006). Effect of manual lymph drainage on the course of serum levels of muscle enzymes after treadmill exercise. *Am. J. Phys. Med. Rehabil. 85(6)*, 516-520.

Sellwood, K.L., Brunkner, P., Williams, D., Nicol, A., & Himman, R. (2007). Ice-water immersion and delayed-onset muscle soreness: a randomised controlled trial. *Br. J. Sports Med. 41*, 392-397.

Sherman, K.J., Cherkin, D.C., Kahn, J., Erro, J., Hrbek, A., Deyo, A.R., & Eisenberg, D.M. (2005). A survey of training and practice patterns of massage therapists in two US states. *BMC Complementary and Alternative Medicine. 5*, 13.

Sherman, K.J., Dixon, M.W., Thompson, D., & Cherkin, D.C. (2006). Development of a taxonomy to describe massage treatments for musculoskeletal pain. *BMC complementary and alternative* medicine. 6, 24.

Sims, S. (1986). Slow stroke back massage for cancer patients. Nursing Times, 82, 47-50.

Smith, L.L. (1991). Acute inflammation : The underlying mechanism in delayed onset muscle soreness? *Medicine Science in Sports and Exercise. 23*, 542-551.

Smith, L.L., Keating, M.N., Holbert, D., Spratt, D.J., McCammon, M.R., Smith, S.S., & Israel (1994). The effects of athletic massage on delayed onset muscle soreness, creatine kinase and neutrophil count: A preliminart report. *Journal of Orthopedatric in Sports Medicine and Physical Therapy. 19*, 93-99.

Smith, T.A., & Pyne, D.B. (1997). Exercise, training and neutropil function. Exercise Immunology Review. 3, 96-117.

Steves, R., MEd, ATC, PT (2005). Appraising Clinical Studies: A Commentary on the Zainuddin et al and Hart et al Studies. *Journal of Athletic Training. 40(3)*, 186-190.

Tanaka, T.H., Leisman, G., Mori, H., & Nishijo, K. (2002). The effect of massage on localized lumbar muscle fatigue. *BCM complementary and Alternative Medicine. 2*, 9.

Targan, S., Britvan, L., & Dorey, F. (1981). Activation of human NKCC by moderate exercise : increased frequency of NK cells with enhanced capability of effector target lytic interactions. *Clinical of Experimental Immunology. 45*, 352-361.

Tharp, G.D., & Barnes, M.W. (1990). Reduction of salva immunoglobin levels by swim training. *European Journal of Applied Physiology. 60*, 61-64.

Tiidus, P.M. (1997). Manual massage and recovery of muscle funtion following exercise : A lietrature review. Journal of Orthopedic Sports Science and Physical Therapy. 25, 107-112.

Tiidus, P.M. (1998). Radical species in inflammation and overtraining. *Canadian Journal of Physiological Pharmacology. 76*, 533-538.

Tiidus, P.M., & Shoemaker, J.K. (1995). Effleurage massage, muscle blood flow and long team post-exercise strength recovery. *International Journal of Sports Medicine. 16*, 478-483.

Viitasalo, J., Nieman, K., & Kaappo, R. (1995). Effleurage, Muscle blood flow and long team post-exercise strength recovery. *International Journal of Sports Medicine. 16*, 478-483.

Viitasalo, J., Nieman, K., & Kaappo, R. (1995). Warm underwater water-jet massage improves recovery from intense physical exercise. *European Journal of Applied Physiology. 71*, 431-438.

Vindigni, D., Parkinson, L., Walker, B., Rivett, D.A., Blunden, S., & Perkins, J. (2005). A community-based sports massage course for Aboriginal health workers. *Aust. Journal Rural Haelth. 13*, 111-115.

Vindigni, D.R., Parkinson, L., Blunden, S., Perkins, J., Rivett, D.A., & Walker, B.K. (2004). Aboriginal health in Aboriginal hands: development, delivery and evaluation of a training programme for Aboriginal health workers to pormote the musculoskeletal health of Indigenous people living in a rural community. *Rural and Remote Health. 4*, 281.

Weinrich, S.P., & Weinrich, M. (1990). The effects of massage on pain in cancer patients. *Applied Nursing Research. 3*, 140-145.

Weltman, D.L. (1999). The effects of massage on athletes' cardiorespiratory system. *Soviet Sports Review. 25(1)*.

Wood, S.A., Morgan, D.L., & Proske, U. (1993). Effects of repeated eccentric contractions on structure and mechanical properties of toad sartorius muscle. *American Journal of Physiology. 265*, C792-800.

Zainuddin, Z., Newton, M., Sacco, P., Nosaka, K. (2005). Effect of massage on delayed-onset muscle soreness, swelling, and recovery of muscle function. *Journal of athletic training. 40(3)*, 174-180.

Zeitilin, D., Keller, S.E., Shiflett, S.C., Schlerifer, S.J., & Bartlett, J.A. (2000). Immunological effects of massage therapy during academic stress. *Psychosomatic Medicine. 62*, 83-87.